N.Füsun Toraman
Meltem Toraman

Muskuler Distrofilerde Değerlendirme

N.Füsun Toraman
Meltem Toraman

Muskuler Distrofilerde Değerlendirme

Türkiye Alim Kitapları

Impressum / Künye
Bibliografische Information der Deutschen Nationalbibliothek: Die Deutsche Nationalbibliothek verzeichnet diese Publikation in der Deutschen Nationalbibliografie; detaillierte bibliografische Daten sind im Internet über http://dnb.d-nb.de abrufbar.

Deutsche Nationalbibliothek tarafından yayınlanan bibliyografik bilgiler: Deutsche Nationalbibliothek, bu yayını Deutsche Nationalbibliografie'de listeler; detaylı bibliyografik bilgi İnternet'te http://dnb.d-nb.de sitesinde mevcuttur.

Coverbild / Kitap kapağı resmi: www.ingimage.com

Verlag / Yayıncı:
Türkiye Alim Kitapları
ist ein Imprint der / yayınevinin bir ticari markasıdır
OmniScriptum GmbH & Co. KG
Bahnhofstraße 28, 66111 Saarbrücken, Deutschland / Almanya
Email / E-posta: info@turkiye-alim-kitaplary.com

Herstellung: siehe letzte Seite /
Basım yeri: son sayfaya bakın
ISBN: 978-3-639-81274-9

İÇİNDEKİLER Sayfa No

ÖNSÖZ

Muskuler distrofiler, kalıtsal geçiş gösteren, progresif kas zayıflığı ile karakterli, mobilite, solunum, kardiyak, gastrointestinal, bilişsel ve psikolojik fonksiyonlar gibi birçok sistemi ve işlevi etkileyen miyopatik hastalık grubudur. Temel yakınma ilerleyici kas zayıflığıdır. Zamanla yürüme ve merdiven çıkma güçlükleri, eklem hareket kısıtlılıkları ve günlük aktivitelerde üst ekstremiteleri kullanma zorlukları ortaya çıkar ve hastaların yaşam kalitesi bozulur.

Kesin tedavisi olmayan bu hastalık grubunda, etkin tedavi arayışları sürmektedir. Hastalığın progresyonunu ve tedavi etkinliğini belirleyecek en önemli faktörlerden biri, sağlık ekibinin uyguladığı test ve ölçümlerdeki değişim, diğeri, hastaların, fonksiyonlarındaki farklılığı saptamasıdır. Muskuler distrofilerde klinik değerlendirme, tıbbi ve aile öyküsünün alınmasını, kas iskelet sistemi ve organ sistemlerinin muayenesini, fonksiyon ve yaşam kalitesinin değerlendirmesini kapsar. Değerlendirme ile ilgili sonuç ölçümleri, hastalığın ilerlemesinin izlenmesi, tedavi seçimi ve tedavi etkinliğinin belirlenmesinde yol göstericidir. Bu çalışmada, muskuler distrofili hastaların değerlendirmesinde kullanılan test ve sonuç ölçümleri sunulmuştur.

GİRİŞ

Musküler distrofiler (MD), kaslarda zayıflık ve motor gelişmede gecikmeyle karakterli, heterojen ve genetik geçişli bir hastalık grubudur. Özgün kas proteinlerindeki genetik kod hatasına ve farklı gen mutasyonlarına bağlı olarak yaklaşık 30 farklı tip tanımlanmıştır. MD'ler, Duchenne (DMD), Becker (BMD), limb-girdle (LGMD), kongenital (KMD), fasiyoskapulohumeral (FSMD- Dejerine–Landouzy MD), miyotonik (MMD), okülofaringeal (OFMD), distal MD ve Emery-Dreifuss (EMD) olarak dokuz grupta toplanır. Bazı tiplerin, etkilenen gene göre farklı alt tipleri vardır. MD'lerdeki heterojenite ve hastaların fenotipindeki örtüşme, tanısal süreçte uzun ve ayrıntılı bir araştırmayı gerektirir. Moleküler teknolojideki gelişmeler, MD'lerin fenotipik görünümünden ziyade, moleküler tabanlı sınıflamasına yol açmıştır. Hastalığın moleküler tanısı sadece izlemde değil, aynı zamanda uygun bireysel tedavinin seçiminde de önemlidir (1,2).

İlk tanımlanan ve görülme sıklığı yüksek olan DMD, yaklaşık 5 yaşında tanı alır. Tanı, tesadüfen yapılan laboratuvar analiz veya parmak ucu yürüme, çabuk yorulma, konuşmada gecikme gibi yakınmalar ile konabilir. Hastalık başlıca erkeklerde görülür. Klinik tablo hızlı ilerler ve hastalar 13 yaşından önce ambulasyonu yitirir. Hastaların %10'unda orta derecede mental gerilik saptanır. Alt ekstremite üst ekstremiteden, proksimal kaslar distal kaslardan, ekstensör kaslar fleksör kaslardan daha zayıftır. <5 yaş çocuklarda, kas muayenesi normal olsa bile DMD şüphesi dışlanamaz. >10 yaş çocukta kas fonksiyonu normalse, DMD olmadığı düşünülebilir. Tanı için genetik test yapılmışsa kas biyopsisi gereksizdir. (1-4).

İkinci sıklıkta görülen BMD'de klinik daha hafif seyirlidir ve daha geç yaşlarda belirti verir. Hem DMD, hem de BMD'de kreatinkinaz düzeyi çok yüksektir (1,2,4).

LGMD, erken çocukluk döneminde ya da erişkin dönemde olmak üzere farklı yaşlarda başlar, ancak kongenital değildir. Çok nadir olgular dışında yavaş progresyon gösterir. Öncelikle kavşak kaslarında zayıflıkla karakterlidir. Kuvvet kaybı yavaş ilerler. Kas kuvvetindeki azalma paterni daha çok inversiyon regresyon şeklindedir. Agonist ve antagonistler arasında belirgin kuvvet farkı yoktur (5,6).

KMD, doğumda ya da süt çocukluğu döneminde başlar, hipotoni, yaygın kas zayıflığı ve eklem kontraktürleri görülür. Serum kreatinkinaz yüksekliği ve kas biyopsisiyle, kongential miyopatiden ayırt edilebilir (5-7).

FSMD'de, yüz, üst ekstremiteler ve skapulotorasik kaslarda zayıflık vardır. 20-30'lu yaşlarda ve daha çok fasiyal mimik kaslarındaki etkilenmeyle başlar. Hastalık ilerlediğinde, kas zayıflığı ekstremite kuşak kaslarına yayılır, skapular fiksatör kaslar, pektoralis majör ve tibiyalis anterior gibi ön bacak kasları etkilenir. En zayıf omuz kaslarıdır, bunu dirsek kasları izler. Gövde ve alt ekstremite kasları daha iyidir. Hastalığın tipik özelliği, kas zayıflığındaki asimetrik dağılımdır, sağ taraf, soldan daha zayıftır. Uzun süreli stabilite dönemlerini, ani ve dramatik kötüleşme izleyebilir. Bazı hastalar klinik durumunun farkında değilken ve hafif kas zayıflığı varken, bazıları tekerlekli sandalyeye bağımlıdır (6-8).

MMD, iskelet kas zayıflığı ve miyotoni, kalp iletim abnormaliteleri, iridesan katarakt ile karakterli multisistem hastalığıdır. Hastalığa hipogammaglobulinemi, testiküler yetmezlik, insülin direnci gibi immün ve endokrin belirtiler eşlik eder. Tip 1, Tip II'den daha şiddetlidir. Tip I'de mental gerilik, şiddetli kas zayıflığı ve miyotoni varken, Tip II'de asıl yakınmalar kas ağrısı, yorgunluk ya da proksimal kas zayıflığıdır (2,9).

OFMD'de semptomlar genellikle 50-60'lı yaşlarda sinsi olarak başlar, yavaş ilerler. İstemli kaslar etkilenir, düz kaslar ve kalp kasları korunur. Kas tutulumu genellikle simetriktir. Kaslardaki etkilenme şiddeti çoktan aza doğru, levator palpebra, dil, farinks, ekstraoküler kaslar, iliopsoas, adduktor femoris, gluteus maksimus, deltoid ve hamstring kaslarıdır. Temel semptomlar levator palpebra ve faringeal kasların zayıflığına bağlı ptoz ve disfajidir. Zaman içinde diğer ekstraoküler kaslar etkilenebilir, ancak komplet eksternal oftalmopleji ender görülür, silier kas ve sfinkter kası gibi intrensek göz kasları etkilenmez. Ptoz genellikle bilateraldir, ama asimetrik olabilir. Ptoz ilerlediğinde, hasta görme alanınındaki sınırlılığı düzeltmek için frontal kaslarını kasar ve başını eğer. Disfaji semptomları, önce katı gıdaları yeme güçlüğü ile başlar. Daha sonra, sıvı gıdaların tüketilmesinde zorluk yaşanır. Hastaların büyük çoğunluğunda, dil kaslarında atrofi ve zayıflık görülür. Hastalığın progresyonu her hastada farklıdır. Komplikasyonlar tıkanma, regürgitasyon, aspirasyon ve pnömonidir. Malnütrisyon ve aspirasyon pnömonisi genellikle ölüm nedenidir (10).

Distal MD'de zayıflık distal kaslardadır, hafif seyirlidir, nadiren yürüme güçlüğü saptanır. Distal miyopatiler, kol ve bacakların distal kaslarını izole, öncelikli veya ağırlıklı olarak tutan miyopatilerdir. Bazı tiplerde hastada bacak ön kompartman zaafı belirgin ve ağırlıklı olurken, bir diğer tipte arka kompartman zaafı belirleyicidir, baska bazı tiplerde ise başlangıç önkol kaslarındadır (2).

EMD, erken çocukluk çağında ortaya çıkan kontraktür, daha geç kendini gösteren hafif kas zaafı ve kalp ileti kusurları ile karakterize kalıtımsal bir hastalıktır. Humeroperoneal dağılımdaki kasları etkiler. Kas zayıflığı tipik olarak üst ekstremitelerden, simetrik biseps ve triseps etkilenmesiyle başlar, deltoid kaslar korunur. Daha sonra, peroneal kaslarda atrofiyle birlikte distal bacak zayıflığı gelişir. Erken devrede dirseklerde ve ayak bileklerinde kontraktür gelişir. Boyun posterioru ve bel omurgasında da kontraktür gelişebilir. Kalpte etkilenme kardiyomiyopati, atriyoventriküler blok ve atriyal paralizi şeklindedir. Klinik tablo erken evrede şiddetli seyirden, geç erişkin başlangıçlı yavaş seyirli kliniğe kadar oldukça değişkendir. Serum kreatinkinaz düzeyi diğer distrofilere kıyasla daha az yükselir (2,5).

Hastalarda farklı klinik sorunların olması, farklı tıp disiplinlerinin, aile ve hastayla koordine çalışmasını gerektirir. Sağlık personeli, hastaların mobilite, transfer, üst ekstremite fonksiyonları ve kendine bakım aktiviteleri gibi becerilerini arttırmak; kullanmama atrofisi, iskelet deformiteleri, hava yolu temizleme ve kemik sağlığı sorunları, solunum ve kalp sorunları, aşırı kilo alımı ya da kilo kaybı ve metabolik sendrom gibi komplikasyonları önlemek, optimal yaşam kalitesini sağlamak üzere multidisipliner ekiple koordinasyon halinde çalışır (Tablo 1) (4,11).

Hastalığın progresyonu ve şiddeti her hastada farklıdır. Hastaları izlemek için kullanılacak değerlendirme ölçümlerinin, duyarlı ve güvenilir olması, hastalık şiddeti ve gelişimini saptayabilmesi, tedavi etkinliğini belirleyebilmesi, rehabilitasyon planının yapılması, uygulanması ve etkinliğinin gösterilmesinde kılavuzluk sağlayabilmesi önemlidir (12). Testlerin yeterli bilgi vermesi, eğitimli ve deneyimli kişiler tarafından, aynı yer, aynı zaman, aynı malzeme kullanımını gerektirir (4,13). Özellikle DMD hastalarında, progresyonu belirlemede klinik dönüm noktalarından biri ambulasyon kaybıdır (13). Bu nedenle, ambulasyon kaybını belirleyeceği düşünülen çok sayıda değerlendirme ölçümü geliştirilmiştir.

DMD'de motor fonksiyonlar, önce gelişir, daha sonra görülen plato evresini, fonksiyonlardaki azalma izler (4). *Presemptomatik evrede*, aile öyküsü yoksa ya da herhangi bir nedenle laboratuvar test yapılmadıysa tanı konamaz. Aile yürüme ya da konuşmanın geç başladığını ifade edebilir. *Erken ambulatuvar evrede,* Gower's belirtisi, pelvis kuşağındaki proksimal kasların zayıflığına bağlı yürüme bozukluğu ve parmak ucunda yürüme görülür. Çocuk yerden kalkarken elleriyle uyluklardan destek alarak kalkıyorsa Gower's belirtisi vardır. Merdiven çıkabilir ama ardışık basamak çıkma yerine, önce bir adımını atar, diğer ayağını öndeki ayağın yanına getirir. Özellikle erkek çocuklarda öğrenme ve davranış değişiklikleri görülür. Bu evrede genellikle kalp ve solunum kaslarının etkilendiğine ilişkin sorunlar görülmez. *Geç ambulatuvar fazda* yürüme zorluğu artar, yerden ayağa kalkma ve merdiven çıkma daha zordur. *Erken nonambulatuvar fazda* tekerlekli sandalye gereksinimi vardır. Çocuk tekerlekli sandalyeyi kendisi kullanabilir (4,14).

DMD'li çocuğun motor becerileri, yaşıtlarından daha yavaş olmakla birlikte 4-6 yaşına kadar gelişmeye devam eder. Birkaç ay süren plato fazında, motor becerilerde gelişme durur. Plato fazı genellikle 4-8 yaşlarda gerçekleşir. Çocuk zamanlı fonksiyon testlerini daha uzun sürede yapıyorsa, merdiven çıkma gibi motor becerilerini kaybetmişse, dayanıklılık azalmışsa, düşme sayısı artmışsa, motor becerilerdeki azalma fazı başlamış demektir (4,14).

DMD'li hastalarda değerlendirme ölçümlerinin seçimi, hastanın ambulatuvar ve nonambulatuvar evrede oluşuna göre değişir (Tablo 2 ve Tablo 3). Her iki evrede de kuvvet testleri, zamanlı fonksiyon testleri, motor fonksiyon ölçümleri, günlük yaşam aktivite testleri ile birlikte kemik sağlığı, organ sistemleri ve psikososyal değerlendirme yapılır (4,14,15). Nonambulatuvar evrede, gözlemci değerlendirmesine dayalı ölçümler ile günlük yaşam aktivitelerini değerlendirmek zor olduğu için, hasta ifadesine dayalı ölçümlerde yapılmalıdır (4,16,17). <7 yaş çocuklarda 6 dakika yürüme test mesafesinin ve North Star Ambulasyon Değerlendirmesi (NSAA) puanının artması, 7 yaş sonrasında ise azalması, ölçümlerde 7 yaşın önemli olduğunu göstermektedir (18-22). DMD'li hastaların üç yıl takipli araştırmasında, özellikle yaş, başlangıçtaki 6 dak yürüme mesafesi ve steroid tedavisi gibi üç faktörün, ambulasyon kaybı için belirleyici olduğu bildirilmiştir (20). 2014 yılında yapılan bir çalışmada ise, DMD'de tek ölçümden ziyade çoklu ölçümlerin kullanımı ve ölçüm sonuçlarının matematiksel formülle değerlendirilmesi önerilmiş, ambulasyon kaybı öncesi son muayenedeki yaşın, 10 m yürü/koş test hızı ile 4 basamak çıkma hızının, ambulasyon kaybını belirlemekte yararlı olduğu vurgulanmıştır (13).

Tablo 1. Nöromusküler hastalıklarla ilgilenen sağlık ekibinin değerlendirme yöntemleri

TIBBİ ALAN	DEĞERLENDİRME	
Nöroloji	• Öykü • Tanı ve ayırıcı tanı • Klinik değerlendirme • Laboratuvar • Kuvvet	• Kas biyopsisi • Günlük yaşam aktiviteleri ve fonksiyon • İlaç kullanımı • Komorbidite
Patoloji	• Kas biyopsisi	
Genetik	• Genetik araştırma ve danışma	
Fiziksel Tıp ve Rehabilitasyon	• Öykü • Antropometri • Konuşma ve dil • Yutma • Solunum • Beslenme • Eklem hareket açıklığı • Kuvvet • Postür ve omurga değerlendirmesi • Fonksiyon	• Yürüme • İlaç kullanımı • Egzersiz potansiyeli ve fiziksel uygunluğu • Asistif ve adaptif cihaz gereksinimi • Tekerlekli sandalye kullanımı ya da gereksinimi • Kemik sağlığı • Yaşam kalitesi • Palyatif bakım gereksinimi
Ortopedi ve Travmatoloji	• Eklem hareket açıklığı • Omurga değerlendirmesi	• Kemik yaşı ve sağlığı • Cerrahi girişim gereksinimi
Gastroenteroloji	• Gastrointestinal sistem (örn.beslenme, konstipasyon)	• Diyet kontrolü ve destek • İlaç kullanımı
Göğüs Hastalıkları	• Solunum fonksiyon testi • Statik hava yolu basınçları • Sekresyon atılabilirliği • Oksijen satürasyonu	• Uyku araştırmaları • Ventilatör kullanımı ve etkinliği • Aşılama • İlaç kullanımı
Kardiyoloji	• Klinik semptomlar ve değerlendirme • Kardiyak işlev değerlendirmesi (EKG, Eko, Holter, Kardiyak manyetik rezonans görüntüleme) • İlaç kullanımı	
Psikiyatri ve Psikoloji	• Psikiyatrik semptomlar • Bilişsel işlev • Konuşma ve dil	
Sosyal Hizmetler	• Sosyal destek • Eğitim desteği • Palyatif bakım ve evde bakım gereksinimleri	

Tablo 2. Ambulatuvar Duchenne muskuler distrofi hastalarında klinik evreye göre değerlendirme yöntemleri

KLİNİK EVRE	ÖZELLİKLER	DEĞERLENDİRME
PRESEMPTOMATİK	• Tesadüfen saptanır • Kreatinkinaz ve karaciğer fonksiyon testleri yüksektir. • Gelişim geriliği olabilir. • Yürüme bozukluğu yoktur.	• Öykü • Antropometrik değerlendirme: Boy, Beden ağırlığı, Beden kütle indeksi, Beden kompozisyonu • Kuvvet testleri (6 ayda bir): Manuel kas testi, Miyometre, İzokinetik kas testi • Kalça, diz, ayak bileği eklemlerinin hareket açıklığı; iliotibiyal bant, hamstring, gastroknemius gerginliği • Zamanlı fonksiyon testleri: 10 metre yürü/koş, 4 basamak çıkma, Sandalyeden kalkma, 6 dak yürüme • Günlük yaşam aktiviteleri, Düşme sıklığı, Kendine bakım becerileri, Bilgisayar kullanımı, Okul fonksiyonları, Toplumsal fonksiyonlar • Motor fonksiyon ölçekleri: Vignos, North Star Ambulasyon Değerlendirmesi, Motor Fonksiyon Ölçümü • Kemik sağlığı: Skolyoz, Osteoporoz, Fraktür • Solunum sistemi değerlendirme: Semptom sorgulama, Solunum fonksiyon testi • Kardiyolojik değerlendirme: 1) EKO, EKG, 10 yaşa kadar 2 yılda bir değerlendirme, >10 yaş yılda bir değerlendirme • Gastrointestinal, konuşma, yutma, beslenme değerlendirme: Gelişim değerlendirmesi, Besin tüketimi, Semptom sorgulama • Psikososyal değerlendirme: Davranış, Öğrenme, Aile desteği, Bağımsızlık ve sosyal gelişim
ERKEN AMBULATUVAR	• Gower's belirtisi vardır. • Yürüme bozukluğu vardır. • Parmak ucunda yürüme olabilir. • Merdiven çıkabilir. • Gastrosoleus ve hamstring kaslarında kısalık gelişir.	
GEÇ AMBULATUVAR	• Yürüme giderek bozulur. • Yerden ayağa kalkma zordur. • Merdiven çıkma yeteneğini kaybeder. • Gastrosoleus ve hamstring kaslarında kısalık belirgindir.	

Tablo 3. Nonambulatuvar Duchenne muskuler distrofi hastalarında klinik evreye göre değerlendirme yöntemleri

KLİNİK EVRE	ÖZELLİKLER	DEĞERLENDİRME
ERKEN NONAMBULATUVAR	• Bazen kendi kendine yürüyebilir. • Postür normal ya da bozuk • Skolyoz gelişebilir. • Özelikle alt esktremitelerde hareket sınırlılıkları gelişir	• Öykü • Antropometrik değerlendirme: Beden ağırlığı, Beden kütle indeksi, Beden kompozisyonu, Ulna ve tibiya uzunluğu • Kuvvet testleri (6 ayda bir): Erken evrede: Manuel kas testi, Miyometre, İzokinetik kas testi (geç evrede, özellikle eklem hareket kısırlılığı varlığında kullanılamaz). • Eklem hareket açıklığı: 1) Alt ekstremite: Kalça, diz, ayak bileği eklemleri; iliotibiyal bant, hamstring, gastroknemius; 2) Üst ekstremite: Dirsek, bilek, uzun parmak fleksörleri • Zamanlı fonksiyon testleri: Üst ekstremitelere yönelik (örn: tişört giyme, 9 hole peg) • Günlük yaşam aktiviteleri, Kendine bakım becerileri, Yazma, Bilgisayar kullanımı, Tekerlekli sandalye kullanımı, Okul fonksiyonları, Toplumsal fonksiyonlar
GEÇ NONAMBULATUVAR	• Üst ekstremite fonksiyonları sınırlıdır. • Oturma postürü bozulur • Alt ve üst ekstremitelerde kontraktürler gelişir. • Skolyoz sık görülür.	• Motor fonksiyon ölçekleri: Brooke, Egen Sınıflaması, Hammersmith motor ölçek, Motor Fonskiyon Ölçümü • Kemik sağlığı: Skolyoz, Osteoporoz, Fraktür • Solunum sistemi değerlendirme: 1) Semptom sorgulama, Solunum fonksiyon testi, 2) 6 ayda bir a)Pulseoksimetre ile oksihemoglobin satürasyonu, b)Oturma pozisyonunda Zorlu Vital Kapasite (ZVK), c) Zirve öksürük akımı, d)Maksimum inspiratuvar ve ekspiratuvar basınçlar, 3)Şüpheli hipoventilasyon varsa, ZVK<%50 ise, asistif ventilasyon varsa yılda bir kapnografi ile uyanık end tidal karbondioksit düzeyi • Kardiyolojik değerlendirme: EKO, EKG, kardiyak semptom olmasa bile değerlendirme gereklidir. • Gastrointestinal, konuşma, yutma, beslenme: Gelişim değerlendirmesi, Besin tüketimi, Semptom sorgulama • Psikososyal değerlendirme: Davranış, Öğrenme, Aile desteği, Bağımsızlık ve sosyal gelişim

MUSKULER DİSTROFİLERDE DEĞERLENDİRME

Öykü

Cinsiyet, doğum tarihi, aile öyküsü, hastalık başlangıç şekli ve tanı zamanı, semptom süresi, dominant ekstremite, beden ağırlığı, boy, moleküler tanı öyküsü, aile öyküsü, nöromusküler, dermatolojik, kardiyovasküler, pulmoner, gastrointestinal, genitoüriner semptomlar, beslenme özellikleri, kontraktür ve ağrı varlığı, omurga deformitesi, enfluenza ve pnömokok aşılamaları ile diğer aşılamalar, asistif cihaz kullanımı, geçirilmiş fraktür, operasyon, ambulasyon bitiş ve tekerlekli sandalyeye geçiş zamanı, okul desteği, sosyal yaşam, özel eğitim ve uygulanan tedaviler sorgulanır (4,11,23,24).

Antropometrik Değerlendirme

MD hastalarında boy, beden ağırlığı ve beden kompozisyonu değerlendirmesi önerilir. DMD'li çocuklarda, sağlıklı çocuklara göre, doğum ağırlığı, boy ve pubertal dönem yönünden fark yoktur. Ancak boy ve beden ağırlığı gelişimi daha yavaş, testisler daha küçük, % beden yağı daha yüksek, yağsız beden kütlesi daha düşüktür ve çocuklar daha geç yürür (25). Skolyoz, kifoz gibi postural sapmaları olan hastalar ile nonambulatuvar hastaların boyu, ulnar uzunluk ölçümünden elde edilen tahmini eşitliklerle belirlenir (4,23). DMD'li çocuklarda henüz fonksiyon ve kuvvet değişimi olmadan yağsız doku kütlesinde değişim olduğu bildirilmiştir. Beden kompozisyonu değerlendirmesi ile hem beslenme gereksinimi belirlenir, hem de ilaç farmakokinetiği ile ilgili yorum yapılabilir. Beden sıvısı az olduğunda suda çözünen ilaçların kan düzeyleri beklenenden fazla, yağ doku fazlalığında yağda çözünen ilaçların vücutta kalış süresi daha uzundur. Tedavi amaçlı yağda çözünen kortikosteroidlerin verilmesi durumunda, ilaçların yağ dokuda kalış özelliği dikkate alınmalıdır (23,26).

Kuvvet Değerlendirmesi

Kuvvet, yerçekimi ve direnç etkisi kullanılarak elle değerlendirilir ya da cihaz kullanarak niceliksel olarak ölçülür (15,23). Niceliksel ölçümde dinamometre, pinçmetre, miyometre ya da izokinetik cihaz kullanılır. Kuvvet ölçümlerindeki önemli sınırlılıklardan biri, yaşa uygun normal ve yüzde değerlerin olmayışıdır. Diğer bir önemli sınırlılık, özellikle ≥7 yaş çocuklarda alt ekstremite kas kuvvetinde belirgin olan taban etkidir, alt ekstremite kuvveti başlangıçta düşüktür ve 48 hafta içindeki azalma çok azdır (27). 4-6 yaş grubunda, bir yılda, büyümeye bağlı olarak diz ve dirsek fleksör kaslarında kuvvet artar (16). 7-9, 10-12 ve 13-18 yaşlarda ise, bir yıldaki diz ve dirsek fleksör kaslarındaki kuvvet kaybı, hastalığın ilerlediğini gösterir. 7-9 ve 10-12 yaşlardaki çocuklarda, birinci yıl sonunda diz ekstensör kuvveti azalır. 4-6 yaş, 7-9 yaş, 10-12 yaş gruplarında birinci yıl sonunda kavrama kuvveti artar. 13-18 yaş grubunda, diz ekstensör kuvveti ve kavrama kuvvetinde anlamlı değişim olmaz. >18 yaş grubunda ise önemli derecede kayıp gelişir. DMD'li erkek çocuklardan elde edilen veriler, 6 yaşında ekstremite kuvvetinin sağlıklı kontrollerin %40-60'ına ve 11 yaşta %10-33'üne uyduğunu göstermiştir (16).

M*anuel Adele Testi,* servikal fleksör/ekstensör, gövde fleksör/ekstensör, omuz fleksör/ekstensör/abdüktör, dirsek fleksör/ekstensör, el bileği fleksör/ekstensör, kalça fleksör/ekstensör/abdüktör, diz fleksör/ekstensör, ayak bilek dorsal ve plantar fleksör kaslara yapılır. Derecelendirme; "5: Normal kuvvet, 5-: Ancak farkedilebilir zayıflık, 4+: Kas zayıftır, orta - maksimum direnç ve yerçekimine karşı hareket eder, 4: Kas zayıftır ancak, orta direnç ve yerçekimine karşı hareket eder, 4-: Kas zayıftır ancak, minimal direnç ve yerçekimine karşı hareket eder, 3+: Kas yerçekimine ve az miktarda dirence karşı hareket eder. Kas dirence geçici olarak karşı koyar ama birden kollaps gelişir, 3: Kas tüm hareket açıklığı içinde yerçekimine karşı hareket eder, dirence karşı koyamaz, 3-: Kas yerçekimine karşı hareket eder, ancak tüm hareket açıklığını tamamlayamaz, 2: Yerçekimi etkisi kaldırıldığında ya da pozisyon değişimiyle yerçekimi etkisi azaltıldığında hareket eder, 1: Kasta çok az hareket görülebilir ya da palpe edilebilir, 0: Palpe edilir kas aktivitesi yoktur" şeklinde yapılır. Omuz abdüksiyon, dirsek fleksiyon, kalça fleksiyon, diz ekstensör ve ayak bilek dorsal fleksör kaslarının ve özellikle yerçekiminin etkisinin kaldırıldığı pozisyonlarda ölçüm güvenirliği yüksektir. Manuel adele testini yapabilmek için, hastanın tek adımlı komutlara uyabilmesi gereklidir. >4 yaş hastalara uygulanabilir. DMD hastalarında, hastalığın simetrik özelliği ve bilateral ölçümle yüksek koreleasyon göstermesi nedeniyle, test protokolü 2012 yılında yeniden düzenlenmiş ve ambulan hastalarda unilateral olarak ve kişinin dominant tarafı kullanılarak yapılmaya başlanmıştır. Nonambulatuvar hastalarda bilateral değerlendirme yapılır. Manuel adele testi sübjektiftir, özellikle 4 ve 5 değerli kasların değerlendirmesinde gözlemcinin deneyim düzeyinden etkilenir (6,11,15,16,23,28-30).

Niceliksel Testler: Daha güvenilir ve tekrarlanabilir sonuç verir (11). Ölçümler hem kas kuvvetini gösterir, hem de kasların tedaviye verdiği yanıtı izlemekte yararlıdır (6,31,32). Niceliksel kas kuvvet testlerinin, 6 dak yürüme testi ve NSAA ile korelasyonu yüksektir (31). Testler 4-9 yaş grubundaki çocuklarda steroid tedavisi etkinliğini belirleyebilir, ≥10 yaş olanlarda kuvvetli ve mobil olanlar güvenilir olarak ayırt edilebilir, ancak diğer yaş gruplarındaki farkları belirlemekte sınırlı değere sahiptir (16). Niceliksel ölçümler sırasında video ile görsel geri bildirim, güvenirliği arttırır (28). Ölçümler, statik ya da dinamik yapılabilir. Statik ölçümler izometrik testlerdir, dinamometre ya da miyometre kullanılır. Dinamik testler izokinetik cihazlarla yapılır. Seçilen kaslar bilateral diz, dirsek, omuz, boyun fleksör ve ekstensörleridir (15,33).

Statik tutma ve kavrama testlerinde dinamometre kullanılır. Tutma testi, parmak ucu ya da anahtar tutma şeklinde yapılır. Parmak ucu tutma, tenar kasların kuvvetini ölçer. Tenar kas kuvveti, objeleri almak, kumanda kullanmak, yazmak ve yemek yeme araçlarını tutmakta önemlidir. Anahtar tutma biçimi ise, objeleri maniple etmeyi sağlar (23).

Miyometre ile farklı kasların izometrik kuvveti ölçülür. Manuel adele testine en iyi alternatif, miyometre ile yapılan ölçümlerdir ve zayıf kas grupları için güvenilir sonuç verir. Ambulatuvar DMD'li çocuklarda miyometre, zamanlı fonksiyon testlerine kıyasla, hastalıktaki değişikliklere daha az duyarlıdır (34). Miyometre ile kas kuvvetindeki en büyük değişikliğin 48 haftada ortaya çıktığı ve diz ekstensör kuvvetinde olduğu bildirilmiş, diz ekstensör kuvveti için minimal önemli klinik farklılık 953-2286 Gr (2.1-2.4 pound) bulunmuştur (27). Miyometre ile ölçümlerde kavrama kuvveti, diz ekstensör kuvveti ve dirsek fleksör kuvveti korelasyonu yüksek, ayak bilek dorsal fleksör kuvveti ile korelasyon daha düşüktür (28). Sonuçlar test edilen bölgeye bağımlıdır (16). Diz ekstensör kuvveti için minimal klinik önemli farklılık 0.95-1.09 kg (2.1-2.4 lbs) olarak verilmiştir (34). Miyometre kullanımında test edilen kasın stabilizasyon ve pozisyonlamasına dikkat edilmesi gereklidir (Tablo 4).

Tablo 4. Miyometre ile yapılan kas kuvvet testinde pozisyon ve stabilizasyon

Kas grubu	Pozisyon	Ekstremite pozisyonu	Stabilizasyon
Diz ekstensör	Oturma	Kalça ve diz 90^0fleksiyon	Proksimal uyluk
Diz fleksör	Oturma	Kalça ve diz 90^0fleksiyon	Distal uyluk
Dirsek fleksör	Supin	Kol addüksiyon, dirsek 90^0fleksiyon, önkol supinasyon	Epikondil altı, omuz önü
Dirsek ekstensör	Supin	Kol addüksiyon, dirsek 90^0fleksiyon, önkol nötral	Kol distali, omuz önü
Kalça ekstensör	Supin	Kalça 90^0fleksiyon	Pelvis
Omuz abdüktör	Supin	Kollar gövde yanında, dirsek ekstensiyonda	Gövde

Dinamik ölçüm, 30^0/s hızda konsantrik ve/veya eksantrik olarak yapılır, pik tork/beden ağırlığı, pik torktaki eklem açısı, yorgunluk indeksi, her tekrardaki iş ve total iş kaydedilir (11). İzokinetik testin yapılabilmesi için eklem hareket açıklığının yeterli olması gereklidir. Kas kuvvet zayıflığı fazla olduğu takdirde pasif hareket modunda ve 10^0/s gibi çok düşük hızlarda test yapılması testin güvenirliğini arttırır (35).

Eklem Hareket Açıklığı Değerlendirmesi

Goniyometre ile önce pasif, sonra aktif değerlendirme yapılır. Diz, ayak bilek, dirsek, el bilek eklem hareket açıklıklarının ölçülmesi önerilir. Ayrıca, iliotibiyal bant ve kalça addüktör kas gerginliği değerlendirilir. Kontraktürün klinik önemi, ekleme göre değişir. Örneğin dizde 7^0'lik fleksiyon kontraktüründe, yerçekimi merkezi kalça eklem önüne ve diz rotasyon ekseninin arkasına düşer. Ayak bileği gibi iki eklemi etkileyen kaslarda, ölçüm pozisyonuna dikkat etmek gerekir (4,11,23,36).

Zamanlı Fonksiyon Testleri

Zamanlı fonksiyon testleri, poliklinik koşullarında yapılabilen ve ambulatuvar fonksiyon kayıplarını belirleyebilen testlerdir. Supin pozisyondayken zeminden ayağa kalkma süresi, 4 basamak çıkma süresi, 10 metre yürüme/koşma süresi ve 6 dakika yürüme testi gibi zamanlı fonksiyon testlerinde primer değişken, yapılan testin hızıdır (11,15,23,37). Testler, steroid etkinliğini ve hastalık progresyonunu belirler. Supin pozisyondan ayağa kalkma testi, 7-9 ve 10-12 yaş gruplarında bir yıllık değişime; merdiven çıkma ve 10 metre yürü/koş testi 7-9, 10-12 ve 13-18 yaşlarda, bir yıllık değişime duyarlıdır (16). Ambulatuvar DMD'li hastalarda primer sonuç ölçümü 6 dakika yürüme testidir. Diğer zamanlı fonksiyon testleri, sekonder sonuç ölçümü olarak belirlenmiştir (27). Dört basamağı > 6 saniye sürede çıkma, 6 dakika testinde %10'luk kaybı, > 8 saniyede çıkma, takip eden 12 ayda ambulasyon kaybını belirler. 10 m yürü/koş test süresinin ≥ 5 s olması, 6 dak testinde %10'luk kaybı belirler, test süresi > 10-12 s ise takip eden 12 ayda ambulasyon kaybı olacağını düşündürür. Ayakta durma yeterliliği, gelecek 12 ayda ambulasyonu gösteren yararlı bir prognostik belirteçtir. Ancak, < 7 yaş olan çocuklarda ve ≤ 12 ay süren araştırmalarda, ayakta durma süresinin, sonuç ölçümü olarak kullanılması önerilmez (27).

- *Supin pozisyondan ayağa kalkma testi:* Ambulatuvar çocuklarda yapılır. Testi tamamlamak için 30-60 s süre verilir. Kronometre ile süre kaydedilir. Minimal klinik önemli farklılık 3.6-3.7 s'dir (11,23,34).
- *10 m yürü/koş testi:* ≥ 2 yaş çocuklarda yapılır (11,23). 6 dakika yürüme testi ile korelasyonu yüksektir. 10 m yürü/koş test süresinin > 12 s olması, gelecek 12 ay içinde ambulasyon kaybı olacağını gösterir. Yürüme süresi < 6 s olanlar gelecek 12 ayda ambulatuvar yeterliliği korur (16,21,27,34). Testin güvenirliği 6 dak yürüme testinden daha düşüktür ve dayanıklılığı değerlendirmez (27). 10 m yürü/koş testinde 6 s performansının (1.64 m/s), 6 dak testinde 359 metreye uyduğu bulunmuştur (34). 10 metre yürü/koş testinde %10 luk azalma, 4 yıl içinde ambulasyon kaybı için belirleyicidir. Minimal klinik önemli farklılık 1.4-2.3 s'dir (27,34).

- *Dört basamak çıkma testi:* $\geq$ 2 yaş çocuklarda yapılır. Test süresi 30-60 s'dir. Minimal klinik önemli farklılık 2.1–2.2 s'dir. Test, diz ekstensör kuvveti ve zamanlı fonksiyon testleriyle koreleedir (11,27,23,34).
- *6 dakika yürüme testi:* Amerika Toraks Cemiyeti kılavuzundaki testin modifiye edilmiş formu kullanılır. Modifiye uygulamada, test öncesi oriyentasyon videosu izlenir ve test sırasında, güvenlik sağlama amacıyla hastanın arkasında gözlemci bulunur. Hastanın hızlı, ama koşmadan, 25 metre mesafeyle yerleştirilmiş iki koni arasında yürümesi istenir ve yürüme mesafesi metre olarak kaydedilir. Test süresi içinde hastanın durmasına ve sonra yürümesine izin verilebilir. Testin en az 75 metre yürüyebilen çocuklarda yapılması önerilir. 10 metre testinde yürüyemeyen çocuk 6 dakika yürüme testinde puan alamaz (23,27,34,38,39).

DMD'li çocukların, büyüme ve gelişmesine bağlı olarak değişen adım uzunluğu ve birim zamandaki adım sayısı (kadans) gibi özellikler, test mesafesini etkiler. Bu nedenle, yaş ve boyu dikkate alan tahmini değerlerin kullanılması önerilir (23,34,37). Test sırasında adım uzunluğu ve kadansı belirlemek için, ayak bileğine adım sayar yerleştirilebilir (11,23,34). Alt ekstremite yaralanması test sonuçlarını etkiler (34). DMD'li çocuklarda 7 yaşa kadar yürüme mesafesi artar, ancak çocuk büyüdükçe test mesafesinde gerileme olduğu saptanır. Sağlıklı çocuklarda ise, test mesafesi ya artar ya da aynı kalır (34).

6 dakika testinde plasebo etki yoktur ve öğrenme etkisi olmaz (40). Test, NSAA ve kuvvet testleri ile koreleedir, ancak diğer zamanlı fonksiyon testleriyle koreleasyon daha yüksektir (34). 10 m koşu/yürüme testi ile 6 dakika yürüme testi arasındaki korelasyon 0.89'dur. Başlangıçtaki 6 dakika yürüme test mesafesi $<$ 350 m olanlarda, 48 haftalık sürede azalmanın daha fazla olduğu saptanmıştır (23,27,34). 6 dakika yürüme testinde minimal klinik önemli farklılık 30 metredir ve başlangıçtaki test mesafesine göre %10'luk kötüleşme, klinik olarak anlamlıdır (27,34,41). İntermitten steroid

kullananlarda azalma 66.4 m, günlük steroid kullananlarda azalma 23.6 m olarak bildirilmiştir (27).

6 dakika yürüme testinden 5 dakika önce, test sırasında ve 3 dakika sonra kalp atım sayısı ölçülerek enerji tüketim indeksi belirlenir. Her metredeki kalp atım sayısı hesaplanarak enerji tüketim indeksi (ETİ) elde edilebilir (ETİ=aktif kalp atım sayısı-dinlenik kalp atım sayısı/yürüme hızı) (34)

McDonald ve arkadaşlarının (34) yaptıkları çok merkezli çalışmada supin pozisyondan ayağa kalkma, 10 m yürüme/koşma, merdiven çıkma ve testleri altı farklı seviyede derecelendirilmiştir:

a) Supin pozisyondan ayağa kalkmak: 1) Ayağa kalkamaz, 2) Yardımlı Gower's, 3) Tam Gower's, 4) Yarım Gower's, 5) Kısmi Gower's, 6) Destek gerekmeden ayağa kalkar.
b) 10 m yürüme/koşma: 1) Bağımsız yürüyemez, 2) Cihaz ya da kişi desteği ile yürüyebilir (KAFO ya da yürüteçle), 3) Yürür, hızı arttıramaz, 4) Yürür, hızını arttırabilir, koşamaz, 5) Çift destek fazıyla koşabilir, 6) Çift destek fazı olmadan koşar.
c) Merdiven çıkma: 1) 4 basamağı çıkamaz, 2) 4 basamağı tek tek çıkar, trabzan ve iki elini kullanır, 3) 4 basamağı tek tek çıkar, trabzan ve bir elini kullanır, 4) 4 basamağı tek tek çıkar, trabzan kullanımı gerekmez, 5) Basamakları değişimli ayak kullanarak çıkar, trabzan kullanır, 6) Basamakları değişimli ayak kullanarak çıkar, trabzan kullanmaz.
d) Merdiven inme: 1) 4 basamağı inemez, 2) 4 basamağı tek tek iner, trabzan ve iki elini kullanır, 3) 4 basamağı tek tek iner, trabzan ve bir elini kullanır, 4) 4 basamağı tek tek iner, trabzan kullanımı gerekmez, 5) Basamakları değişimli ayak kullanarak iner, trabzan kullanır, 6) Basamakları değişimli ayak kullanarak iner, trabzan kullanmaz.

- *Bileşik ölçek:* Destek ya da yardım almadan supin pozisyondayken zeminden ayağa kalkma, 4 standart yükseklikte basamak çıkma ve 10 m yürü/koş testlerinin birleşiminden oluşan, aynı zamanda Vignos ve Brooke ölçeklerini de kullanan bir değerlendirme şeklidir. Uygulama >4 yaş çocuklarda yapılmıştır (Tablo 5) (26).

Tablo 5. Bileşik ölçek

Derece	Tanımlama
0	Tüm testleri tamamlayabilir
1	Zeminden kalkamaz ama basamak çıkma ve yürüme testlerini başarır
2	Basamak çıkamaz, 10 metre yürü/koş testini yapabilir, Vignos < 5.
3	Sandalyeden kalkamaz, 10 m yürü/koş testini yapabilir, Vignos < 7.
4	10 m yürü/koş testini yapamaz, ancak elini ağzına götürebilir, Brooke < 5.
5	Elini ağzına götüremez, Brooke 5 ya da 6.

- *9-Hole Peg Test:* Üst ekstremite fonksiyon ve becerisini ölçmek üzere geliştirilmiş, güvenilir, geçerli, taşınabilir ve çabuk uygulanabilir bir testtir. Nöromusküler hastalığı olan erişkinlerdeki değişikliklere duyarlıdır. Tüm yaş gruplarında geçerliliği saptanmış, güvenirliği yüksek, erişkin ve çocuk normatif değerleri olan bir testtir (11,23,42).

DMD'li hastalarda, hastalığın progresyonunu ve tedavi etkinliğini izlemek için seçilecek sonuç ölçümü, hastalık evresine ve tedavi tipine bağlıdır. Niceliksel diz ekstensör kuvveti ile yürüme fonksiyonu arasında ilişki vardır ve bu ilişki doğrusal değil, logaritmiktir. Yani kuvvet ve fonksiyon arasında uyumsuzluk vardır ve bu uyumsuzluk hastalık evresine bağımlıdır. Ambulatuvar fonksiyonla en yüksek ilişkili olan sonuç ölçümü, diz ekstensiyonudur. 4-7 yaş arasındaki erken ambulatuvar evrede, kuvvette çok azalma olmasına karşın, fonksiyondaki değişiklik çok azdır. 7-8 yaşından sonra kuvvetteki çok küçük değişiklik, fonksiyonda büyük değişikliğe neden olur. Ambulan DMD'li hastalarda kas kuvveti ve fonksiyon arasındaki ilişki doğrusal olmadığından, birincil sonuç ölçümü seçimi önemlidir. Eğer tedavi ajanı, kas kuvvet artışına odaklandıysa, kuvvet değerlendirmesi, uygun bir sonuç ölçümüdür. Eğer, distrofin restorasyonu gibi fonksiyon kaybını stabilize etmeye yönelik bir tedavi ajanı kullanılıyorsa, sonuç ölçümü olarak fonksiyon değerlendirmesi önerilir (40).

Motor Fonksiyon Ölçekleri

Vignos ve Brooke Ölçekleri

Üst ekstremiteyi değerlendirmek için Brooke ve alt ekstremiteyi değerlendirmekte Vignos ölçekleri kullanılır (Tablo 6, Tablo 7). Ölçeklerin değerlendirmesi kolaydır, çabuk yapılır ve hastayı zorlamaz (6,11). Ancak bu ölçekler, BMD, FSHMD, LGMD gibi farklı tanı gruplarını karşılaştırmak ve aynı grupta yer alan farklı kliniğe sahip hastaları ayırt etmek için yetersizdir. Yavaş progresyon gösteren formlarda, örneğin BMD'de taban etki fazladır. Uzun bacak cihazı kullanan hastalarda Vignos ölçeği uygun değildir (6).

Tablo 6. Vignos alt ekstremite değerlendirme ölçeği

Derece	Tanımlama
0	Yardımsız yürür ve merdiven çıkar.
1	Trabzana tutunarak merdiven çıkar ve yürür.
2	Trabzana tutunarak merdiven çıkar ve yürür ama yavaştır (8 adım 25 saniyeden uzun sürer - 4 basamak 12 saniyeden uzun sürer)
3	Yardımsız yürür ve sandalyeden kalkar, ancak merdiven çıkamaz.
4	Yardımsız yürür ama merdiven çıkamaz ve sandalyeden kalkamaz.
5	Sadece yardımla yürür ya da uzun bacak cihazlarıyla bağımsız yürür.
6	Uzun bacak cihazlarıyla yürür, ancak dengesini sağlamak için yardım gereklidir.
7	Uzun bacak cihazlarıyla ayakta durur ama yardımsız yürüyemez.
8	Tekerlekli iskemlededir.
9	Yatağa bağımlıdır.

North Star Ambulasyon Değerlendirmesi

NSAA, >3.5 yaş olan ambulatuvar DMD'li çocuklar için geliştirilmiş, ayakta durma, yürüme, sandalyeden kalkma, tek ayak üzerinde durma, basamak çıkma/inme, zeminden kalkma, başı kaldırma, topuk üzerinde durma, sıçrama, atlama ve koşma gibi aktiviteleri 17 maddeyle değerlendiren bir ölçektir. Merdiven çıkma ve inme testinde standardizasyon sağlamak için 15 cm yüksekliğinde step tahtası ya da merdiven kullanılır ve destek sağlamak amacıyla hareket etmeyen bir obje ya da yastık bulundurulur. Maddeler zorluk düzeyine göre; "0: Aktiviteyi bağımsız olarak yapamaz, 1: Aktiviteyi bağımsız olarak yapar, ancak bazı modifikasyonlar kullanır, 2: Aktiviteyi yapar, modifikasyon kullanmaz" şeklinde derecelendirilir. Test ayakkabı kullanmadan yapılır ve süresi yaklaşık 15 dakikadır. Puan 0-34 arasında değişir. Geçerli ve güvenilir bir testtir. Ölçek, 100 puanlık doğrusal ölçeğe dönüştürülmüş ve minimal klinik önemli farklılık yaklaşık 10 puan olarak belirlenmiştir. Puanın 90'dan 80'e düşmesi çocuğun atlayamayacağını; 50'den 40'a düşmesi zeminden bağımsız kalkamayacağını, 21'den 11'e düşmesi ayakta durma yeterliliğinin kaybolduğunu gösterir (20,40,44-48). Test maddeleri; 1) Ayaklar bitişik ayakta durma, 2) Sert zeminde yürüme, 3) Sandalyeden ayağa kalkma, 4) Sağ ayak üzerinde ayakta durma, 5) Sol ayak üzerinde ayakta durma, 6) Sağ ayakla basamak çıkma, 7) Sol ayakla basamak çıkma, 8) Sağ ayakla basamak inme, 9) Sol ayakla basamak inme, 10) Supin pozisyondan oturma pozisyonuna gelme, 11) Supin pozisyondan zeminden ayağa kalkmak, 12) Supin pozisyonda başını kaldırıp ayaklarına bakmak, 13) Topuklar üzerinde ayakta durmak, 14) Ayaklar bitişik dikey sıçramak, 15) Sağ ayakla hoplamak, 16) Sol ayakla hoplamak, 17) Koşmak (10 m) biçimindeki aktiviteleri kapsar (49).

Bayley III Motor Ölçek

Ölçek, bebek davranışını ve daha sonraki gelişimi değerlendirmek amacıyla 1933 yılında geliştirilmiş, daha sonraki yıllarda 1-42 aylık çocuklarda kullanılmak üzere revize edilmiştir. Ölçek çocuğun kaba ve ince motor becerilerini, hareket kalitesi, duyuşsal bütünlük, algısal-motor bütünlük ve temel dönüm noktaları yönünden değerlendirir ve bilişsel ölçek, psikomotor gelişim indeksi, davranış değerlendirme ölçeği olmak üzere üç bölümden oluşur. Her bölüm için ayrı hesaplanan gelişim katsayısı, duygusal sorunlar, duyuşsal ve nörolojik yetersizlikleri saptamakta oldukça yararlıdır (40,50).

Griffiths Lökomotor Ölçek

0-2 ve 2-8 yaşlar için geliştirilmiş iki farklı ölçekten oluşur. 0-2 yaş ölçeğinde lökomotor, kişisel-sosyal, lisan, göz-el koordinasyonu ve performans alt ölçekleri bulunur. 2-8 yaş ölçeğine pratik muhakeme alt ölçeği eklenmiştir. (40). Lökomotor

Tablo 7. Brooke üst ekstremite değerlendirme ölçeği

Derece	Tanımlama
0	Kollar yanda iken, baş üstünde elleri birbirine dokunana kadar tam bir daire oluşturacak şekilde abdüksiyon yapabilir.
1	Kollarını başının üzerine kaldırabilir, ancak bu sırada dirsekler fleksiyon yapar ya da yardımcı kaslarını kullanır.
2	Ellerini başının üzerine kaldıramaz, fakat dolu su bardağını 237 ml (8 oz) ağzına götürebilir.
3	Ellerini ağzına götürebilir ama 237 ml (8 oz) su dolu bardağı ağzına götüremez.
4	Ellerini ağzına götüremez ama bir kalemi tutabilir veya masadan bozuk para alabilir.
5	Ellerini ağzına götüremez ve ellerin hiçbir yararlı fonksiyonu yoktur.

Opsiyonel: Eğer test bir yada iki gözlemci tarafından yapılırsa, tek el kullanılarak göz seviyesindeki bir rafa kaç kg ağırlık konulduğu belirlenebilir

ölçek, denge yeteneği ile hareket kontrol ve koordinasyonu gibi kaba motor becerileri değerlendirir. Kişisel-Sosyal alt ölçeği, çocuğun yaşına uygun kişisel ve sosyal gelişimini değerlendirir. İşitme-Konuşma alt ölçeği entellektüel ölçektir ve işitme (aktif dinleme), alıcı dil ve ifade etme dilini değerlendirir. Göz-El koordinasyon alt ölçeği, el becerisi ve görme ile izlenebilen becerileri kapsayan, ince motor becerilere odaklanır. Performans alt ölçeği, maniplasyon becerilerini, görevin hız ve kesinliğini değerlendirir (50).

Egen Sınıflama Ölçeği (EK)

Nonambulatuvar DMD ve spinal muskuler atrofi (SMA) hastalarının günlük yaşam aktivitelerini fonksiyonel olarak değerlendiren bir ölçektir. Ölçek, tekerlekli iskemle kullanma yeteneği, tekerlekli iskemleden transfer, ayakta durma, kolları kullanma, yeme aktivitelerinde kollar ve elleri kullanma, yatakta dönme, öksürme ve konuşma ile fiziksel iyi olma halini (başağrısı, uyku bozukluğu, tükenmişlik hissi, duygu durumu) değerlendiren 10 madde içerir. EK2 versiyonunda, günlük yorgunluk, baş kontrolü, kumanda kontrol yeteneği, farklı besin karışımlarını yeme yeteneği, yemek yeme yeteneği, yutma ve el fonksiyonları ile ilgili 7 madde daha eklenmiştir. Maddelere 0 (normal) - 3(çok yetersiz) arasında, dört farklı şekilde puan verilir. Düşük puanlar bağımsızlığı, yüksek puanlar fonksiyonların azaldığını gösterir. Toplam puan 0-51 arasında değişir (11). Büyük yaş gruplarında, hastalık progresyonunu gösteren anahtar dönüm noktası, nokturnal ventilatör desteğidir. EK toplam puanı > 20 ve % Zorlu Vital Kapasite (ZVK) < %30 ise, değerlendirmeyi izleyen 18 ayda yardımlı ventilasyon gereksinimi olacağını gösterir (16). Türkçe diline uyarlanan ölçeğin, DMD ve SMA'lı hastalarda güvenirliği 0.87'dir (51).

Motor Fonksiyon Ölçümü (MFÖ)

6-62 yaşlardaki nöromusküler hastalığı olan ambulatuvar ve nonambulatuvar hastalar için geliştirilmiş bir testtir. Ayakta durma ve transferler ile ilgili 13, aksiyal ve proksimal motor fonksiyonlar ile ilgili 12 ve distal motor fonksiyonlar ile ilgili 7 olmak üzere 32 maddeden oluşur. Ölçek maddeleri supin pozisyonda, mette oturma pozisyonunda, sandalye veya tekerlekli sandalyede oturma pozisyonunda, destekli ve desteksiz ayakta durma pozisyonlarında yapılan aktiviteleri kapsar (16,52). Her maddeye, 4 dereceli Likert ölçeği ile puan verilir. Alt ölçekler ve bileşik motor fonksiyon 0-100 arasında değişir. 100 puan iyi sonucu gösterir. Heterojen nöromusküler hastalıklarda iç tutarlılığı, güvenirliği ve geçerliği yüksektir (52). Ölçeğin DMD'de motor fonksiyondaki değişimi gösterdiği ve toplam puanın, ambulasyon kaybını belirlediği saptanmıştır (53). Ölçüm yaklaşık 30-40 dakika sürer. Vignos, Brooke ve Fonksiyonel Bağımsızlık Ölçeği ile korelasyonu yüksektir. Ölçümde herhangi bir malzeme kullanılmaz (52). Ölçeğin 20 maddeli versiyonu 2-6 yaş arasındaki çocuklarda kullanılmak üzere geliştirilmiş, güvenilir ve geçerli olduğu bildirilmiştir (54).

Muskuler Distrofi Fonksiyonel Derecelendirme Ölçeği

Farklı muskuler distrofi tipleri için geliştirilmiş, hastalığa özel bir ölçektir. Mobilite, Temel günlük yaşam aktiviteleri, Kol fonksiyonları ve Yetersizlik olmak üzere 4 boyutu vardır. 33 maddeden oluşan ölçeğin *mobilite boyutu*, koşma, merdiven çıkma, ev dışında mobilite, ev içinde mobilite, yataktan sandalyeye transfer, tekerlekli sandalye maniplasyonu, oturmadan ayakta durmaya geçme, uzanmadan oturmaya geçme, dönme, yatakta pozisyon değiştirme aktivitelerini kapsar. *Temel günlük yaşam aktivitelerini* kapsayan maddelerde, beslenme, saç tarama, diş fırçalama, üst ve alt ekstremiteleri giyinme, tuvalet, banyo aktiviteleri yer alır. *Kol fonksiyonları*, baş üzerindeki objeleri yönetme, obje taşıma, masa temizleme, yazı yazma, kitap sayfası çevirme, küçük objeleri toplama, küçük objeleri maniple etme aktivitelerini sorgular. *Yetersizlik boyutunda*, üst ve alt ekstremite eklem kontraktür şiddeti, üst ve alt ekstremitede kontraktürlü eklem sayısı, boyun kontraktür şiddeti, boyun kuvveti, gövde kuvveti, skolyoz ve ortopne varlığı, balgam temizleme yeterliliği, ventilatör desteği gereksinimi kaydedilir. 15 madde üst ekstremite fonksiyonları ile ilgilidir. Her madde 1 (tam bağımlı) - 4 (bağımsız, normal hızda aktivite) arasında puan alır. İç tutarlılığı ve güvenirliği yüksektir. Birçok fonksiyonel derecelendirme testiyle koreleedir. Tavan ve taban etkisi küçüktür. Her boyutta elde edilen toplam puan, madde sayısı ve boyut toplam puanı dikkate alınarak yapılan hesaplama ile fonksiyonel performans yüzdesi belirlenir (6, 55).

% fonksiyonel performans = boyutta elde edilen toplam puan - madde sayısı / toplam boyut puanı x 100

Merdiven Çıkma/İnme Fonksiyonel Değerlendirme Ölçeği

DMD'li çocuklarda, kas kuvveti ve eklem hareket açıklığı ölçümünün fonksiyonel durum ile ilgili bilgi vermediği, çocukların yürümek ve ayakta durmak için kompansatuvar stratejiler kullandığı gerçeğinden hareketle geliştirilmiş bir ölçektir. Merdiven çıkma için 10 cm yüksekliğinde, 27 cm genişliğinde 6 basamaklı merdiven; merdiven inme için 17 cm yüksekliğinde, 25 cm genişliğinde 4 basamaklı merdiven kullanılır. Çıkma işlevi; hazırlık fazı, itme fazı, salınım fazı, duruş fazı ve alt ekstremite salınım fazı olmak üzere 5 fazda, merdiven inme işlevi; hazırlık fazı, itme fazı, salınım fazı ve duruş fazı olmak üzere 4 fazda değerlendirilmiştir. Ölçek puanı 0-43 arasında değişir. Düşük puan iyi performans göstergesidir. Ölçekte, hem her fazda hareketin yapılabilir olmasına, hem de her fazın uygulamasında kullanılan postural kompansasyonlara puan verilir, olağan dışı kompansasyonlar sonuç puanı etkiler. Her fazdaki güvenirlik yüksektir (56).

Fasiyoskapulohumeral Muskuler Distrofi Değerlendirme Formu

3 bölümden oluşur. Birinci A bölümü, klinik öykü, tıbbi durumlar ve alışkanlıklar ile ilgilidir. İkinci B bölümü, hastanın özürünü ve üçüncü C bölümü, manuel adele testini dikkate alır. C bölümünde, fasiyoskapulohumeral muskuler distrofi hastalarında etkilenmesi tipik olmayan kasların değerlendirmesi de yapılır. Ölçeğin fonksiyonel durum ve kuvveti değerlendiren altı bölümünden birinci bölüm, fasiyal kasları 0-2 puan arasında, ikinci bölüm skapular kasları 0-3 puan arasında, üçüncü bölüm üst ekstremiteler ve dördüncü bölüm alt ekstremiteleri 0-2 puan arasında, beşinci bölüm pelvis kuşağını 0-5 puan arasında, altıncı bölüm abdominal kasları 0-1 puan arasında derecelndirir. Üst ekstremitelerde bilateral triseps, biseps, bilek ve parmak ekstensörleri, uzun parmak ve bilek ekstensörleri, alt ekstremitelerde tibiyalis anterior ve kuadriseps kas kuvvetleri dikkate alınır. Toplam puan 0-15 arasında değişir. Hiç sorunu olmayan hastaların 0-1 puan; fasiyal ve skapular kaslar ile üst ekstremitelerde bir miktar zayıflığı olanların 2-4 puan aldığı ve kollarını kaldırma, parmak ucu ve topuk üzerinde yürüme zorluğu olanların 5-10 puan aldıkları saptanmıştır (7).

Üst Ekstremite Fonksiyon Değerlendirmesi

Üst ekstremitenin, a) Gözlemci değerlendirmesi ve performansa dayalı ölçümler ile, b) Hasta ifadesine dayalı ölçümler olmak üzere iki başlık altında değerlendirilmesi önerilir (57,58).

Gözlemci değerlendirmesi-performansa dayalı ölçümler

1) Brooke Üst Ekstremite Ölçeği (23,57,58), 2) Üst Ekstremite Fonksiyonel Beceri Testi (57), 3) Jebsen-Taylor El Fonksiyon Testi (57,58), 4) Motor Fonksiyon Ölçümü (52,57,58), 5) Üst Ekstremite Performans Ölçeği olmak üzere 5 ölçek vardır (58-60). 1, 2, 4, 5 numaralı ölçekler nöromusküler hastalığı olan hastalar için, 3 numaralı ölçek serebral palsili hastalar için geliştirilmiştir.

Brooke üst ekstremite ölçeği: Kolay, çabuk yapılan ve fonksiyonel sınıflama sonucu veren bir ölçektir. Maddede belirtilen hareket tam yapıldığında, madde puanı, hasta puanı olarak kaydedilir. Ancak el fonksiyonlarını değerlendirmez (57,58). Ambulatuvar olan ve Brooke ölçeğinde 1-2 puan alan hastalarda, tavan etkiyi azaltmak için 2012 yılından beri 200 Gr, 500 Gr, 1000 Gr ağırlıklar kullanılmaya başlanmıştır (23).

Üst ekstremite fonksiyonel beceri testi: 14 maddeden oluşur. Üst ekstremite aksiyal motor kapasite ile ilgili hareketler; kolu kaldırma ve 2-3 s tutma, omuz ekstansiyonu, omuz iç ve dış rotasyonu, omuz fleksiyonu, omuz abdüksiyon/addüksiyonu, omuz fleksiyon/abdüksiyonu, dirsek fleksiyonu; üst ekstremite distal motor kapasite ile ilgili hareketler; önkol pronasyon/supinasyonu, bilek fleksiyon/ekstensiyonu, bilek ulnar deviasyonu, metakarpofalengeal fleksiyon/ekstensiyonu, proksimal interfalengeal fleksiyon/ekstensiyonu, başparmağın diğer parmaklara oppozisyonu ve parmak tremorudur. Her madde, 0.5 puanlık iki alt maddeden oluşur. Uygulamada fonksiyonun yapılma süresi değerlendirilir (57).

Jebsen-Taylor el fonksiyon testi: Serebral palsili hastalarda kullanım için geliştirilmiştir, ancak DMD hastalarında da kullanılır. Yazma, kart çevirme, küçük objeleri toplama, beslenme simülasyonu, dama taşı kümeleme, büyük objeleri toplama, büyük ve ağır objeleri toplama biçimindeki aktiviteleri içeren 7 maddeden oluşur ve uygulama süresi 20-45 dakikadır. Her görevin tamamlanması için gereken süre kaydedilir. Tüm maddeler klinik olarak anlamlı değildir, kompansatuvar hareketlere izin verilmez (57,58).

Motor Fonksiyon Ölçümü: 32 maddeli ölçeğin 9 maddesi üst ekstremite fonksiyonları ile ilişkilidir (aksiyal motor kapasite ile ilgili 15., 16. ve 23.maddeler; distal motor kapasite ile ilgili 17-22.maddeler). Uygulama süresi 10-15 dakikadır. Her madde, 4 dereceli (0-3) ölçekle puanlandırılır. Her bölümdeki puan, bölümdeki madde sayısıyla çarpılır ve 100'e bölünerek yüzde olarak ifade edilir. Toplam puan için 32 maddenin puanı toplanır, 96'ya bölünür ve 100 ile çarpılır. Tavan ve taban etkisi vardır. Omuz düzeyindeki aktiviteleri kapsamaz, aktiviteler daha çok küçük çocuklara yönelik olarak planlanmıştır (52,57,58).

Üst Ekstremite Performans Ölçeği: > 5 yaş olan nonambulatuvar DMD'li ve SMA'lı hastalarda, çok güçsüz ve yaşlı hastalarda kullanılabilir. Maddeler, Brooke Ölçeği, Jebsen-Taylor ölçeği, MFÖ ve SMA için geliştirilmiş üst ekstremite ölçeğinden uyarlanarak hazırlanmıştır (58-60). Uygulama için eğitim gereklidir. DMD hastalarında, fonksiyonel görevler hastalığın farklı evrelerine göre düzenlenmiştir: Geç ambulatuvar ve erken nonambulatuvar evreye uyan 16 puanlık "Omuz Boyutu", Nonambulatuvar evreye uyan 34 puanlık "Dirsek Boyutu" ve Geç nonambulatuvar evreye uyan 34 puanlık "El bilek-Parmak Boyutu" olmak üzere 3 bölüme ayrılmıştır. Her boyut ayrı ayrı puanlanabilir, toplam puan 74'dür. Ölçeğin giriş maddesinde Brooke Ölçeği dikkate alınarak genel beceri değerlendirilir ve sonuçlara göre diğer aktivitelerin derecelendirmesi yapılır. Yüksek düzey olarak tanımlanan omuz boyutunda üst ekstremitelerin; a) kaldırdığı ağırlık miktarı (50 Gr, 200 Gr, 500 Gr, 1000 Gr), b) kaldırılan ağırlığın düzeyi (omuz düzeyine kadar ve omuz düzeyinden yukarı) ve c) hareket tipi (fleksiyon ve abdüksiyon hareketleri) değerlendirilir. Orta düzey olarak tanımlanan dirsek boyutunda; a) fonksiyon, b) taşınan ağırlık (50Gr, 200 Gr, 500 Gr, 1000 Gr), c) fonksiyonun süresi, d) iki elin kullanılabildiği aktiviteler değerlendirilir. Distal düzey olarak tanımlanan el bilek-parmak boyutunda el bilek ve parmak fonksiyonları kaydedilir. Ölçekteki maddeler günlük yaşam aktivitelerinin tümünü kapsamaz. Tedavi etkinliğini belirlemekte kullanılmamıştır (58,59). 4-35 yaş arasındaki ambulatuvar ve nonambulatuvar DMD hastalarda güvenirlik çalışması yapılmıştır (60).

Video ile hareket analizi: Nöromuskuler hastalıklarda, erken evrede proksimal kas zayıflığı olması gerçeğinden hareketle geliştirilmiş sistemde, üst ekstremite proksimalinde farklı derecelerde yetersizliği olan bireyler ayırt edilebilir. Ulaşma, uzanma hareketinin volüm ve hızını ölçmeyi sağlar. Distal hareketleri değerlendirmede duyarlılığı zayıftır (61,62).

Myoset: Nöromusküler hastalarda üst ekstremite kuvvet ve fonksiyonunu değerlendirmek için geliştirilmiştir. Kavrama ve parmak ucu tutma kuvveti ile motor beceri değerlendirilir. > 5 yaş hastalarda uygulanabilir. Distal kuvvetin, ZVK, Brooke ölçeği, yaş ve ambulasyon kayıp süresi ile korelee olduğu saptanmıştır (17,63). Proksimal kuvvet ve fonksiyonu değerlendirilmez. Yeni ambulasyon kaybı gelişmiş hastalardaki değişimi saptamaz. Tedavi etkinliğini değerlendirme ve klinik anlamlılığı araştırılmaya devam etmektedir (17,40,63).

Hasta ifadesine dayalı ölçümler

Hasta ifadesine dayalı ölçümlerin, gözlemcinin değerlendirdiği performansa dayalı ölçümlerle kıyaslandığında, klinik ortamda gözlenemeyen, gözlenmesi olanaksız olan birçok günlük yaşam aktivitesi hakkında bilgi verdiği görülür. Egen Sınıflaması, Abilhand, Activlim ve Muskuler Distrofi Fonksiyonel Derecelendirme Ölçeği, hasta ifadesine dayalı, üst ekstremitenin kullanıldığı günlük yaşam aktivitelerini sorgulayan ölçeklerdir (57).

Egen Sınıflaması: 10 maddenin 4 tanesi üst ekstremite fonksiyonları ile ilgilidir. Bu maddeler, tekerlekli sandalye kullanma, tekerlekli sandalyeden transfer, kolları kullanma, beslenme sırasında elleri ve kolları kullanma yeteneklerini sorgular (57). Nonambulatuvar hastalarda, longitudinal izlemde değişimi saptar (11,40).

Abilhand: Orginali 62 maddeden oluşan ölçeğin, nöromusküler hastalığı olan erişkin ve çocuklara Rasch model kullanılarak yapılan analizinde, 22 maddenin uygun değerlendirme yapabildiği belirlenmiştir (erişkin için 4, çocuk için 4, her iki grup için 14 madde). >6 yaş hastalara uygulanır. Yanıt seçenekleri “imkansız (0)”, “zor (1)”, “kolay (2)” şeklindedir. Hasta daha önce karşılaşmadığı bir aktiviteyi tanımlayan madde için “?” yanıtını seçer. Değerlendirilen aktiviteler, giyinme, kendine bakım, beslenme ve maniplatif el becerileridir. Aktivitelerin yapılmasında adaptif stratejilere dikkat edilmez (57,64,65).

Activlim: Çocuk ve erişkinlerde aktivite sınırlılığı ile ilgili bilgi sağlar. >6 yaş hastalara uygulanır. Orginali 126 maddeden oluşan ölçeğin, nöromusküler hastalığı olan erişkin ve çocuklara Rasch model kullanılarak yapılan analizinde, 22 maddenin uygun değerlendirme yapabildiği belirlenmiştir (erişkin için 4, çocuk için 4, her iki grup için 14 madde). Yanıt seçenekleri “imkansız (0)”, “zor (1)”, “kolay (2)” şeklindedir. Ölçekte değerlendirilen aktiviteler; 1) bir ayak üzerinde hoplama, 2) ağır yük taşıma, 3) koşma, 4) >1 km yürüme, 5) merdiven çıkma, 6) uzun süre ayakta durma, 7) banyo küvetinden dışarı adım atma, 8) merdivenden inme, 9) banyo yapma, 10) sırt çantası takma, 11) alt ekstremiteyi giyinme, 12) toprak zeminde yürüme, 13) arabaya binme, 14) duş yapma, 15) üst gövdeyi kurulama, 16) tişört giyme, 17) ceketi askıya asma, 18) tuvalete oturma, 19) üst gövdeyi yıkama, 20) kapı açma, 21) kapı kapatma ve 22) yüz yıkama aktiviteleridir. Ölçeğin 2., 9-11 ve 14-22 maddeleri üst ekstremite fonksiyonları ile ilgilidir. Güvenilir ve Fonksiyonel Bağımsızlık Ölçeği, Brooke ve Vignos ölçekleri ile ilişkili bir ölçektir (57,66).

Muskuler Distrofi Fonksiyonel Derecelendirme Ölçeği: Ölçeğin mobilite boyutunda yer alan ev içinde mobilite, yataktan sandalyeye transfer ve tekerlekli sandalye maniplasyonu aktiviteleri; temel günlük yaşam aktiviteleri boyutunda yer alan beslenme, saç tarama, diş fırçalama, üst ve alt ekstremiteleri giyinme ve banyo aktiviteleri ile kol fonksiyonu boyutunda yer alan baş üzerindeki objeleri yönetme, obje taşıma, masa temizleme, yazı yazma, kitap sayfası çevirme, küçük objeleri toplama ve küçük objeleri maniple etme biçimindeki 15 aktivite üst ekstremite fonksiyonları ile ilgilidir (6,55,57).

Kemik Sağlığı Değerlendirmesi

Omurga değerlendirmesi: DMD'li erkek çocukların %70-90'ında, FSHMD olan hastaların yaklaşık %30'unda ve BMD hastalarında ise ender olarak skolyoz görülür. DMD hastalarında, ambulatuvar ve nonambulatuvar dönemde, her vizitte skolyoz ve pelvik simetri değerlendirilmelidir. İskelet gelişimini tamamlanana kadar, eğim $<15-20^0$ ise yılda bir, $\geq 20^0$ ise 6 ayda bir radyolojik tetkik yapılmalıdır. İskelet gelişimi tamamlandıktan sonra, klinik muayene sonuçlarına göre, radyolojik tetkik istenmesine karar verilir (1,3,14,11).

Osteoporoz ve fraktür değerlendirmesi: Kemik sağlığı değerlendirmesinde beslenme ve fraktür öyküsü, geçmiş fraktürlerin radyolojik gözden geçirilmesi, sırt ve bel ağrısının sorgulanması, serum 25(OH)D vit düzeyinin bakılması, dansitometre yapılması önerilir (14,67-69).

DMD'li çocuk hastaların dansitometrik değerlendirmesinde total gövde (kafa ile birlikte ve kafa hariç), omurga, topuk ve kalçada kemik mineral yoğunluğu

(KMY) ve kemik mineral içeriği değerlendirilir. Dansitometre noninvazivdir, sedasyon gerekmez, kolaydır, kesindir. Ancak, küçük kemikler, eklem kontraktürleri, omurgadaki değişiklikler, matürite, beden kompozisyon değişimi, kemik büyüklük ve şeklinin değişmesi, boy ve beden ağırlığı test sonuçlarını etkiler (14,67,68,70). Erişkinlerde T skor, fraktür riskini belirler, ama çocuklarda Z skor fraktür riskini belirlemez. KMY tahmini, uzun boylu çocuklarda olduğundan fazla, kısa boylularda olduğundan azdır. Değerlendirmede, kronolojik yaştan ziyade, kemik yaşının kullanılması önerilir. Çocuklarda osteoporoz tedavisi hakkındaki karar, sadece KMY'na bakarak karar verilemez (68,69). Optimal kemik kütlesi beden ağırlığına ya da yağsız kemik kütlesine ve kas kuvvetine uyarlanmalıdır. Doruk kemik kütlesi kazanıldıktan sonra, KMY ve kemik mineral içeriğindeki değişim kaybolur (69). Büyüyen iskelette, "görünür kemik mineral yoğunluğu (bone mineral apparent density=BMAD)" kullanılması önerilir. BMAD, kemik mineral içeriğinin, yaklaşık vertebra kemik volümüne bölünmesi ile hesaplanır ve mg/cm^3 olarak ifade edilir. Bu ölçümde, total gövdenin, kafa hariç dansitometresi dikkate alınır. Çünkü kafanın farklı bir gelişim paterni vardır. Düzenli steroid alan çocuklarda her 1-2 yılda bir dansitometre değerlendirmesi yapılır. Topuk KMY ile Vignos arasında ve ayrıca KMY ilc izometrik kas kuvveti arasında önemli korelasyon bulunduğu saptanmıştır (67,68,71,72).

Periferik kantitatif tomografi, volümetrik KMY'nu gösterir. Trabeküler kemiği kortikal kemikten ayırt eder. Dansitometri sonuçlarının değerlendirmesinde karışıklığa neden olan kronolojik yaş, boy, beden ağırlığı gibi faktörlerden etkilenmez. Radiyus ve tibiyadan ölçüm yapılır. <8 yaş çocuklarda sedasyon yapılması gereklidir. Referans normatif data henüz geliştirilmemiştir (69).

Kemik belirteçleri: Çocuklarda kemik belirteçleri oldukça değişkendir, bu nedenle klinik pratikte kullanımı uygun değildir. Kemik yapım belirteçlerine göre, kemik yıkım belirteçleri daha hızlı değişir. Çünkü yıkım, yapıma göre daha kısa sürede gerçekleşir. Kemik döngüsü belirteçlerinin değişkenliği, klinik olarak kullanımını sınırlar (67,69).

DMD'li hastalarda, D vitamini ve kalsiyum durumunu gösteren sistemik, nitelikli çalışma yoktur. Serum 25(OH) D vitamini, D vitamin durumunu gösteren en iyi belirteç isede, yaygın olarak kullanılan ticari kitler duyarlılık ve kesinlik yönünden karşılaştırılamaz. Hastada, D vitamin ve kalsiyum takviyesiyle osteokalsin yükseliyor, düşük mineral içeriği ve KMY düzeliyorsa, osteomalasi; D vitamin ve kalsiyum takviyesiyle osteoklastojenik aktivite kemik belirteçlerinde değişiklik olsun ya da olmasın KMY tamamen düzelmediğinde OP düşünülmesi gerektiği bildirilmiştir (69). KMY ile 25(OH)D vitamini ve 1,25 (OH)2D vitamini arasında ilişki yoktur (72).

Kemik biyopsisi rutin değerlendirmede kullanılmaz (69).

Solunum Sistemi Değerlendirmesi

MD'de uyku ilişkili solunum (UİS) sorunu nedenleri, nokturnal hipoventilasyon veya obstrüktif uyku apnesi ya da her ikisinin varlığıdır (Tablo 8). Semptomlar nonspesifiktir, haftalar/aylar içinde gelişir, farkına varılmayabilir (4,73). DMD'de, UİS sorunu olarak gençlerde, obstrüktif uyku apnesi, daha ileri yaşlarda hipoventilasyon sıktır. Miyotonik distrofide ise UİS sorunu olarak hipoventilasyon, apne/hipopne, periyodik ekstremite hareketleri, gündüzleri aşırı uyku hali görülür. Eğer UİS sorunu nedeni ile ilgili şüphe varsa, uyku sırasında polisomnografi ya da poligrafi yapılmalıdır (74). Solunumla ilgili komplikasyonlar genellikle solunum kas kuvveti azalmasına bağlı olarak ortaya çıkar ve kas zayıflığı arttıkça ilerler (4,73,74). Solunum yetmezliği önce nokturnal hipoventilasyonla başlar, sinsidir. Başağrısı ve yorgunluk gibi yakınmaların, hastalığın genel özelliklerine bağlı olduğu düşünülür. Hastalığın ileri evrelerinde diürnal hipoventilasyon ortaya çıkar (73,74).

Solunum fonksiyon testlerinden (SFT), vital kapasite (VK), ZVK, 1.saniyede zorlu ekspiratuvar volüm (ZEV1), zirve ekspiratuvar akım hızı (ZEAH), zirve öksürük akım hızı (ZÖAH), maksimal inspiratuvar basınç (MİP) ve maksimal ekspiratuvar basınç (MEP), ZEV1/ZVK, maksimal istemli ventilasyon (MİV) ve rezıduel volüm (RV) değerlendirilir (16,74).

SFT, gelişimi yeterli olmayan < 6 yaş çocuklarda ve test için yeterli iletişim sağlanamayan < 7 yaş çocuklarda yapılmaz (4,23,73). Solunum fonksiyonlarındaki değişimi saptamakta %ZVK ölçümünün yılda bir yapılması önerilir (75). Spirometreyi yapabilen her hastada VK, > 12 yaş çocuklarda sekresyonların atılımını kontrol etmek için ZÖAH, VK< %60 ve nonambulatuvar olan hastalarda UİS semptomları yılda bir değerlendirilmelidir (74). Asıl solunum sistem değerlendirmesi, ambulasyon kaybından sonra başlar (4,73,74).

Solunum kas kuvveti değerlendirmesinde genelde MİP ve MEP kullanılır. Ancak, sekresyonların temizlenmesindeki yetersizliği ZÖAH daha iyi belirler. Erişkinlerde ZÖAH için kritik değer 162L/dak (2.7L/saniye)'dir ve bu değerin altındaki hastalarda solunum morbidite riski artar (73,74).

UİS sorunlarının saptanmasında ideal bir kesme noktası değeri ve tarama testi yoktur. Farklı araştırmalarda UİS sorunları için farklı değerler verilmiştir [a)ZEV1 <%40 (duyarlılık %91, özgünlük %50), b) ZVK <%70 (duyarlılık %71, özgünlük %64) ve/veya ZEV1 <%65 (duyarlılık %71, özgünlük %80)] (73). DMD'li hastalarda, ZÖAH <270L/dak ya da ZVK <%40 ise recruitment manevraları önerilir. ZÖAH <270 L/dak, ZÖAH <160 L/dak ya da MEP <40 cm su veya ZVK < %40 olan hastalarda solunum enfeksiyonu olduğunda, manüel ve mekanik yardımlı öksürük teknikleri kullanımını önerilir (73,74).

Egen sınıflama ölçeği ve Barthel günlük yaşam aktiviteleri ölçeğinin ZVK, ZEV1, MİP ve MEP ile ilişkili olduğu saptanmıştır. Fonksiyonel performansta azalma, solunum test parametrelerinde azalmaya neden olur. Egen sınıflama ölçek puanının ≥21 olması, noninvaziv ventilasyon için riskin arttığını gösterir (76).

Kalp Fonksiyonlarının Değerlendirmesi

DMD ve BMD'de morbidite ve mortalitenin temel nedeni progresif kardiyomiyopatidir (11). Ayrıca aritmi ve özellikle steroid tedavisine bağlı hipertansiyon görülebilir (4,11). Kardiyomiyopati, ejeksiyon fraksiyonu <%55 ve/veya shortening fraksiyon <%28 olarak tanımlanır (77). Miyokarddaki hastalık, klinik semptomların başlangıcından çok önce başlar (11). Kardiyomiyopati sıklığı 0-5 yaş arasındakilerde %5, 14-17 yaş arasındakilerde %38 ve >18 yaş olanlarda %61'dir (77). DMD'li çocuklarda erken evrede, interlökin 1 reseptör-like 1 (ST2) serum protein düzeyinin, kardiyomiyopatiyi belirlemekte yararlı olduğu bildirilmiştir (78). Kalp fonksiyonları, 6 yaşından itibaren ya da tanı konduğu zaman değerlendirilmelidir. 10 yaşına kadar iki yılda bir, 10 yaşından sonra ise her yıl yapılmalıdır. Minimum değerlendirme, EKG ve ekokardiyogram tetkiklerini kapsar. Non-invaziv kardiyak görüntülemede ventriküler fonksiyon bozukluğu saptandıysa, 6 ayda bir değerlendirme yapılmalıdır (1,3,4,11).

Tablo 8: Solunum, kalp ve yutma sorunları ile ilgili semptomlar (74)

Nokturnal Hipoventilasyon Semptomları	• Uyku bozukluğu • Sabah başağrısı • Sabah anoreksi veya kusma • Günboyu uyku hali • Yorgunluk • Konsantrasyon zayıflığı
Obstrüktif Uyku Apnesi Semptomları	• Horlama • Zorlu solunum • Uyarılmış solunum
Gündüz Hipoventilasyon Semptomları	• Başağrısı • Kusma • Dispne • Taşıkardi • Terleme • Periferik vazokonstriksiyon ya da vazodilatasyon • Yorgunluk • Anksiyete
Kalp Yetmezliği Semptomları	• Yorgunluk • Kilo kaybı • Kusma • Karın ağrısı • Uyku bozuklukları • Günlük yaşam aktivitelerini tolere etmekteki yetersizlik
Disfaji Semptomları	• ≥%10 yaşla ilişkili kilo kaybı • Yeme zamanının uzaması (>30 dak) • Yemeyle yorgunluk • Hipersalivasyon • Yemeklerin ağızdan dökülmesi • Ağızda yemeğin bekletilmesi • Yemek sırasında inatçı öksürük, boğulma, öğürme • Yeme, içme sırasında ıslak ses kalitesi • Ateş • Solunum fonksiyonlarında kötüleşme

Manyetik Rezonans Görüntüleme(MRG)

Primer sonuç ölçümü olarak kullanımı öne sürülen 6 dakika yürüme testi ile NSAA ölçeğinin, efor ve duygu durumuna bağımlı olması, ambulatuvar çocuklarda yapılabilmesi, sadece > 7 yaş çocukların fonksiyonlarındaki azalmayı belirlemesi ve bu testlerin iki farklı ilaç çalışmasında tedavi etkinliğini gösteremediğinin saptanması (79) nedeniyle, sonuç ölçümü olarak MRG'nin kullanılması önerilmiştir (80). MRG'nin hastalıkla kuvvetli koreleasyon göstermesi, hızlı, güvenilir ve objektif sonuç vermesi nedeniyle, DMD'de faz II ve faz III çalışmalarında yaygın olarak kullanılabileceği savunulmuştur (80). Fischmann ve ark. (81), kantitatif MRG kullanılarak büyük kas gruplarındaki yağ fraksiyonunun ambulasyon kaybını belirleyebileceğini savunmuş, kastaki yağın her yıl yaklaşık %5 arttığını belirtmiş ve ambulasyon kaybının "ambulasyon kayıp zamanı=(%50-varolan %yağ içeriği) / %5 / yıl" formülüyle belirlenebileceğini bildirmiştir. Ancak, MRG maliyeti yüksektir, uygulama zamanı uzundur, çok sayıda hastayla ve kontrol grubu kullanılarak yapılan araştırma sayısı yetersizdir (80).

Kantitatif Ultrason (KUS) ve Elektrik İmpedans Miyografi (EİM)

EIM ve KUS, DMD'li ve sağlıklı çocukların ayırt edilebilmesini sağlar ve DMD'li çocuklarda NSAA ölçeği ile korelasyon gösterir. EIM ve KUS arasındaki ilişki orta düzeydedir ve her iki yöntem birlikte kullanıldığında, hastalığın durumu ile ilgili tamamlayıcı veri elde edilir. DMD'de fibrosis ve yağ infiltasyonu parlak görüntüye neden olur ve KUS gri skala düzeyi yüksektir. Ağrısız ve noninvaziv bir uygulama olan EIM ise, sağlıklı kas özelliklerini yansıtır. Kas fibril büyüklüğündeki artış, kasın elektriksel kapasitesini arttırır. DMD'li çocuklarda ise, kasın elektriksel kapasitesi azalır ya da kaybolur. 2-14 yaşlar arasında, 31 DMD'li ve 26 sağlıklı çocukta yapılan kesitsel araştırmada, deltoid, biseps, el bilek fleksörleri, kuadriseps, tibiyalis anterior ve mediyal gastroknemius kaslarında KUS ve EIM ölçümleri yapılmış, ölçüm sonuçlarından oluşturulan bileşik puanın, fonksiyonel ölçümlerle kuvvetli korelasyon gösterdiği saptanmıştır (82).

Gastrointestinal Sistem ve Beslenme Değerlendirmesi

Hastalarda malnutrisyon, aşırı kilo/obezite, çiğneme güçlüğü, yutma zorluğu, konstipasyon ve gastroözofagial reflü saptanır (4,11). DMD'de dil kasları atrofisi ve yağ artışı, psödohipertrofi ve makroglossiye neden olabilir. Dil volümündeki artış dilin motilitesini bozabilir (83). Ventilatör kullanımına bağlı gastrik ve intestinal dilatasyon, ya da daha nadiren gecikmiş gastrik boşalma ve ileusu içeren farklı komplikasyonlar rapor edilmiştir. Hastaların yutma fonksiyonu, oral ve fasiyal kaslar, kalori, protein, vitamin, mineral, sıvı alımı değerlendirilmelidir (4,11,84). Günlük kalori miktarını hesaplamakta en doğru yol, dinlenik enerji tüketimi ölçümüdür ve dansitometri yöntemiyle belirlenebilir. DMD'li farklı beden kompozisyonlarına sahip çocuklarda, yağsız beden kütlesi ile dinlenik enerji tüketimi arasında koreleasyon büyüktür (70).

Konuşma ve Dil (Lisan) Değerlendirmesi

DMD'li çocuklarda dönüm noktalarından biri lisan kazancında gecikmedir. Lisan becerilerindeki yetersizlik tüm çocukluk çağında devam eder. Konuşmada gecikme, konuşulan sözleri kavrama veya ifade etme, fonolojik bilgi işleme ve öğrenme eksikliği saptandığında, uzman görüşü alınmalıdır. Oral kaslarda kuvvet azaldığında ve/veya daha yaşlı hastalarda konuşmanın anlaşılması bozulduğunda, oral motor egzersizler, ses egzersizleri ve artikülasyon tedavisi gereklidir. Eğer hasta konuşamıyorsa, ses iletişimiyle ilgili yardımcı cihaz kullanımı yönünden değerlendirme uygundur (1,3,4,11).

Bilişsel ve Psikolojik Değerlendirme

Distrofin proteinin santral sinir sistemindeki rolü henüz tam anlaşılmamıştır. Ancak distrofin yokluğunun, iyon kanal lokalizasyonunu değiştirdiği ve bu şekilde nöronal fonksiyonu bozduğu öngörülür. İyon kanal lokalizasyonun bozulması kalsiyum homeostazını ve sinaptik plastisiteyi bozar. Nöronal fonksiyondaki bozulma, bilişsel ve davranışsal fonksiyonlar ile uyku paternleri ve ilaçlara yanıtı değiştirir (1,3,4,11,85).

Eğitim ve meslek ile ilgili sorunlar varsa nöropsikolojik testler yapılmalıdır. Fiziksel sorunlar, nöropsikolojik test sonuçlarını etkiler, bu nedenle dikkatle kullanılmalıdır (11). Sosyal fonksiyondaki eksiklikler, sosyal karşılıklılık, sosyal yargı, bakış açısı ve duyuşsal ayırtdetme gibi özgün bilişsel becerileri kapsar, ancak, bu eksiklikler, DMD'deki fiziksel sınırlılıklar sonucu da gelişebilir. Sonuçta, sosyal izolasyon, sosyal çöküntü ve sosyal aktivitelerde katılım azlığı gelişir. Hastalarda anksiyete, otizm, dikkat azlığı, hiperaktivite, saplantılı düşünce ve takıntılı davranış bozukluğu riski artar. Ailede depresyon sıklığı artmıştır ve tüm ailenin değerlendirmesi gerekebilir (3,4,11).

Yaşam Kalitesi Ölçümleri

Nöromusküler hastalığı olan bireylerde, hastalığın progresif seyri ve fonksiyonların giderek azalması, hastanın ve ailesinin yaşam kalitesini olumsuz etkiler. Hastalarda yaşam kalitesini etkileyen en önemli sorunların, kas zayıflığı (%72), egzersiz yapma zorluğu (%66), yorgunluk (%71), beden ağırlığını kontrol etme güçlüğü (%36), uyku sorunları (%36) ve kas kontraktürleri (%34) olduğu bildirilmiştir (11).

Yaşam kalitesi, niteliksel ya da niceliksel yöntemlerle değerlendirilir. Klinik uygulama ve araştırmalarda, genellikle, niceliksel yöntemler kullanılır. Niceliksel yöntemler standardize ölçekleri kapsar. Ölçekler jenerik, hastalığa özgü, profil ya da indeks ölçek olabilir. Jenerik ölçekler, yaşam kalitesi kavramı içinde yer alan tüm alanları irdeleyerek değerlendirir, ancak, değişime duyarlılıkları zayıftır. Hastalığa özgü ölçekler, belli bir hastalığa özgündür ve değişime duyarlılıkları yüksektir. Profil tipi ölçekler, yaşam kalitesinin alt bileşenlerini ayrı ayrı değerlendirerek genel bir profil oluşturur, yaşam kalitesi alt bileşenleri önceden belirlenmiştir, hastanın tercihine göre belirlenmez. İndeks tipi ölçeklerde hasta, kendi sağlık durumu ya da yaşam kalitesi konusundaki algısını etkileyen tüm komponentleri birleştirerek, 0 (ölüm) ile 1 (mükemmel sağlık) arasında tek bir değer ile derecelendirme yapar, genellikle maliyet analizlerinde kullanılırlar (86).

Yaşam kalite ölçeklerinin, daha çok DMD hastalarında kullanıldığı görülmektedir. Hiçbir ölçekte, ergen dönemden erişkin döneme geçiş özellikleri dikkate alınmamış olduğu ve değişime duyarlılığın değerlendirilmediği bildirilmiştir. Değişime duyarlılık değerlendirilmediği takdirde, yaşam kalitesinde değişim olmama nedeninin tedavi sonucuna mı, yoksa ölçeğin değişime duyarlı olmamasına mı bağlı olduğuna karar vermek mümkün değildir. Bu nedenle MD'lerde yaşam kalitesini değerlendiren araştırmaların longitudinal yapılması önerilmektedir (87,88).

İyi yaşam kalitesi ile ilişkili faktörler, özürlülük ile değil, algılanan sağlık durumu ve algılanan kontrol edilebilir durumlarla ilişkilidir. Nöromusküler hastalığı olan bireyler, kendileri ya da kendilerine yardımcı olan bakım personelinin, asistif cihaz kullanımı ve asistif teknoloji kullanımına ilişkin bilgilendirilmeleri yolu ile daha bağımsız ve kaliteli bir yaşam sürdürebilirler (87).

Muskuler Distrofili Çocuk ve Ergen Hastalarda Kullanılan Ölçekler:

1) *Çocuk Sağlık Ölçeği Ebeveyn Formu 50 (Child Health Questionnaire Form 50-CHQ-50)*

   Jenerik ölçektir. Fiziksel fonksiyon, rol/sosyal sınırlılıklar- fiziksel, genel sağlık algısı, beden ağrısı/rahatsızlık, aile aktiviteleri, rol/sosyal sınırlılıklar-duygusal, rol/sosyal sınırlılıklar-davranışsal, ebeveyn etki zamanı, ebeveyn etki duygusu, öz saygı, mental sağlık, davranış, aile bağlılığı ve sağlıkta değişim alanlarını sorgular. 15 alanda 50 madde içerir, fiziksel ve psikososyal toplam puan elde edilir. Geçerli ve güvenilir bir ölçektir (87,88).

2) *Ergen İçin Yaşamdan Hoşnutluk İndeksi (Life Satisfaction Index for Adolescents-LSI-A)*

   Hastalığa özgü ölçektir. Genel iyilik hali, bireyler arası ilişki, kişilik gelişimi, kişisel doyum ve rekreasyon değerlendirmesi yapılır, 45 maddeden oluşur. DMD'li çocuklarda geçerlik çalışması yapılmıştır (87,88).

3) *Çocuklar İçin Yaşam Kalitesi Ölçeği 4.0 (Pediatric Quality of Life 4.0 Generic Core-PesQL 4.0 Generic)*

   Varni ve arkadaşları (89) tarafından, 2-4, 5-7, 8-12 ve 13-18 yaşlar olmak üzere, dört farklı yaş grubunda kullanılmak üzere geliştirilmiş jenerik ölçektir. 5-7, 8-12 ve 13-18 yaş grupları için hazırlanan ölçeğin ebeveyn ve çocuk formu, 2-4 yaş grubu için ise yalnız ebeveyn formu vardır. 2-4 yaş ebeveyn formunun, okul ile ilgili alt bölümü, üç maddeden oluşur. 5-7 yaş grubunun çocuk formu araştırmacı tarafından, çocukla birlikte mutlu, nötr, üzgün yüz ifadelerini simgeleyen bir şema yardımıyla doldurulur ve yanıt skalası üç seçeneklidir. 8-12 ve 13-18 yaş gruplarının formu bu için hazırlanmış ölçeğin ebeveyn ve çocuk formu vardır. Ebeveyn formu bakım veren kişi, çocuk formu ise çalışmaya alınan çocuk tarafından birbirlerinden ayrı ve eş zamanlı olarak doldurulur. 23 maddeden oluşan ölçeğin puanlanması 3 alanda yapılır. Önce ölçek toplam puanı, sonra fiziksel sağlık toplam puanı ve son olarak duygusal, sosyal ve okul işlevselliğini değerlendiren madde puanlarının hesaplanmasından oluşan psikososyal sağlık toplam puanı hesaplanır (87-90). Sorunun yanıtı hiçbir zaman olarak işaretlenmişse 0=100, nadiren olarak işaretlenmişse 1=75, bazen olarak işaretlenmişse 2=50, sıklıkla olarak işaretlenmişse 3=25, hemen her zaman olarak işaretlenmişse 4=0 puan almaktadır. Puanlar toplanıp doldurulan madde sayısına bölünerek toplam puan elde edilir. Ölçeğin %50'sinden fazlası doldurulmamış ise ölçek değerlendirmeye alınmaz. Ölçek toplam puanı yüksekliği, sağlıkla ilgili yaşam kalitesinin iyi olduğunu gösterir (90). Özel eğitim gerektirmeyen ölçeğin Türkçe adaptasyonu, farklı tanı gruplarında geçerlik, güvenirlik ve psikometrik analizi yapılmıştır (91,92). Ölçek Türkiye Çocuk ve Psikiyatri Derneğinden temin edilebilmektedir.

4) *Çocuklar İçin Yaşam Kalitesi Ölçeği Duchenne Muskuler Distrofi Modülü (Pediatric Quality of Life Inventory Duchenne MD Module)*

Hastalığa özgü bir ölçektir. Günlük aktiviteler, tedavi, kaygı ve iletişim olmak üzere dört alanda değerlendirme yapılır. DMD'li çocuklarda güvenilir ve geçerli bir ölçektir (87,88).

5) *Çocuklar İçin Yaşam Kalitesi Ölçeği Nöromusküler Modül (Pediatric Quality of Life Inventory 3.0 Neuromuscular Module)*

Hastalığa özgü, hastalık semptomları ile ilgili 17 maddeden oluşan "çocuğumun nöromusküler hastalığı", sağlık personeli ve çevresindeki kişilerle iletişimi ile ilgili 3 maddeden oluşan "iletişim" ve ailenin sosyal ve ekonomik desteği ile ilgili 5 maddeden oluşan "ailemin kaynakları" alanlarını kapsar. Modülün formatı, Likert ölçekli yanıtları ve puanlama yöntemi PedsQoL ile aynıdır. Yüksek puanlar yaşam kalitesinin iyi olduğunu gösterir (87-90).

PedsQL ölçeğin hem jenerik, hem de hastalığa özgü formlarının bulunması, kısa olması, pediyatrik yaşlar için geçerlilik çalışmalarının yapılmış olması klinikte ve araştırmalarda kullanılmasını kolaylaştırır. Ancak ölçeğin iç tutarlılığı düşük-orta düzeydedir, değişime duyarlılığı ile minimal klinik önemli farklılık belirlenmemiştir. Yine de DMD'li hastalarda kullanılabilecek en ayrıntılı ve geçerli ölçektir (87,88).

6) *Bireysel Uyum ve Rol Beceri Ölçeği (Personal Adjustment and Roles Skills Scale-PARS III)*

Jenerik ölçektir. Akran ilişkisi, bağımlılık, düşmanlık, üretkenlik, anksiyete/depresyon ve yoksunluk alanlarını değerlendirir. 28 madden oluşan ölçeğin DMD'li çocuklarda geçerlik çalışması yapılmıştır (87,88).

7) *Nörolojik Bozukluklarda Yaşam Kalitesi (Quality of Life in Neurological Disorders-NeuroQOL)*

$>$ 6 yaş çocuk ve erişkinlerde kullanılan sağlıkla ilişkili yaşam kalitesini değerlendiren hastalığa özgü bir ölçektir. Ölçek, sosyal, psikolojik ve zihinsel iyilik halinin fonksiyona etkisi ile ilgili değerlendirme yapar. Ölçeğin odaklanma alanı ağrı, yorgunluk, emosyonel stres, fiziksel fonksiyon ve sosyal fonksiyondur. Sorular 5 dereceli Likert ölçeği ya da sıklık ile yanıtlanır. Sonuçlar standart puana çevrilerek kaydedilir (23,87,88).

8) *TNO-AZL Çocuklarda Yaşam Kalitesi Ölçeği (TNO-AZL Quality of Life Questionnaire for Children)*

Jenerik ölçektir. Fiziksel, psikolojik ve sosyal alanlarda sorgulama yapılır (87).

9) *Yaşamdaki Duyguları İçeren Kartlar (Strips of Life Emoticons-SOLE)*

Jenerik ölçektir. Çocuğun, günün farklı zamanlarındaki duygularını, duyguları ifade eden sembolleri içeren kartlarla ve 33 madde ile değerlendiren bir ölçektir. Geçerlik araştırması yapılmamıştır (87,88).

10) *Pediyatrik Sonuç Ölçütleri Veri Toplama Enstrümanı (Pediatric Outcome Data Collection Instrument PODCI)*

Jenerik ölçektir. Üst ekstremite, transfer/temel mobilite, spor/fiziksel fonksiyon, ağrı, mutluluk ve global fonksiyon değerlendirilir. Farklı fonksiyonel sınırlılıkları olan çocuklarda geçerli ve güvenilir bir ölçektir (88).

11) KIDSCREEN-52

Jenerik ölçektir. Fiziksel, psikolojik, duygudurum/duygular, benlik algısı, özerklik, ebeveyn ilişkileri, ev yaşamı, ekonomik kaynaklar, sosyal destek, akranlar, okul çevresi ve sosyal kabul alanlarını sorgulayan, sağlıklı ve hasta çocuk ve ergenlerde kullanılan bir ölçektir. 52 maddeden oluşan ölçeğin sağlıklı populasyonda geçerli ve güvenilir olduğu bildirilmiştir (88).

12) DISABKIDS

Jenerik ölçektir. Bağımsızlık, duygu, sosyal katılım, sosyal dışlanma, fiziksel sınırlılık ve tedavi uygulamaları değerlendirilir. Kronik sağlık sorunları olan çocukların ve çocukların ailesinin bağımsızlığı ve yaşam kalitesini değerlendirmeyi amaçlar. 37 madde içeren ölçeğin farklı kronik hastalıklara sahip çocuk ve ergenlerde geçerli ve güvenilir olduğu saptanmıştır (88).

Muskuler Distrofili Erişkin Hastalarda Kullanılan Ölçekler;

1) Bireysel Nöromusküler Yaşam Kalitesi Ölçeği (Individualized Neuromuscular Quality of Life Questionnaire-INQoL)

MMD'li hastalar için geliştirilmiş, ancak DMD, FSMD, LGMD hastalarında da kullanılmış ve hastalığa özgü bir ölçek olan INQoL ölçeği, 10 bölümde 45 soru içerir. 4 bölüm, kas hastalığının zayıflık, miyotoni, ağrı ve yorgunluk ile ilgili semptomlarının etkisini sorgular. 5 bölüm kas hastalığının, aktiviteler, bağımsızlık, ilişkiler, duygular ve beden imajı gibi yaşam alanlarına etkisi ile ilgilidir. Son bölüm tedavi etkisi ve beklentileri içeren sorulara odaklanır. Her soruya, 7 dereceli Likert ölçeği ile puan verilir. Her bölümdeki sorulara verilen yanıtlar toplanarak yüzdelik değer olarak ifade edilir. Sonuçta, toplam puan ve 10 bölümden elde edilen puan kaydedilir (87,93).

2) Miyotonik Distrofi Sağlık İndeksi (Myotonic Dystrophy Health Index)

Miyotonik distrofili hastalar için geliştirilmiş, hastalığa özgü, 114 madde içeren bir ölçektir. Yaşam kalitesinin fiziksel, psikolojik ve sosyal alanlarını değerlendiren sorular içerir (87).

3) *Psikosyal İyilik Hali Ölçeği (Psychosocial Well-Being Questionnaire)*

BMD, Distal MD, EMD, FSMD, LGMD, MMD hastaları ile yapılan çalışmalarda kullanılmış, 12 madde içeren jenerik ölçektir. Yaşam kalitesinin psikolojik ve sosyal alanlarını değerlendirir (87).

4) *Yaşam Kalitesi Profili (Quality of Life Profile)*

BMD, Distal MD, FSMD, LGMD, MMD ve proksimal MD hastalarında kullanılmış, 44 madde içeren jenerik ölçektir. Yaşam kalitesinin fiziksel, sosyal ve psikolojik boyutlarını değerlendirir (87).

5) *KF-36 (Short Form-36)*

DMD, FSMD, LGMD ve MMD hastalarında çalışılmış, 36 madde ve fiziksel fonksiyon, fiziksel rol kısıtlılığı, ağrı, genel sağlık, yaşamsallık, sosyal fonksiyon, emosyonel rol kısıtlılığı ve mental sağlık olmak üzere 6 alan içeren jenerik ölçektir. Puanlama her alandaki sorulara verilen yanıtların kodlanarak ham puanların 0-100 arası standart puana dönüştürülmesiyle elde edilir. Türk toplumu için uyarlaması yapılmıştır (87,94).

6) *Hastalık Etki Profili (Sickness Impact Profile-SIP, SIP68)*

BMD, Distal MD, EMD, FSMD, LGMD, MMD hastalarında uygulanmış olan, 68 ya da 136 madde içeren jenerik ölçektir. Yaşam kalitesinin fiziksel, sosyal ve psikolojik boyutlarını değerlendirir (87)

7) *Yaşam Kalitesinin Subjektif Tahmini (Subjective Estimation of Quality of Life-SQoL)*

BMD, EMD, FSMD, LGMD, Proksimal MD hastalarında kullanılmış, 18 madde içeren jenerik ölçektir. Yaşam kalitesinin psikolojik ve sosyal alanlarını değerlendirir (87)

8) *TNO-AZL Erişkinlerde Yaşam Kalitesi Ölçeği (TNO-AZL Quality of Life Questionnaire for Adults)*

BMD, DMD ve LGMD hastalarında uygulanmış olan, 46 madde içeren jenerik ölçektir. Yaşam kalitesinin fiziksel, sosyal ve psikolojik boyutlarını değerlendirir (87).

9) *Dünya Sağlık Örgütü Yaşam Kalitesi Ölçeği (World Health Organization Quality of Life - WHOQOL, WHOQOL-BREF)*

Jenerik ölçektir (87). Ölçeğin, uzun (WHOQOL-100) ve kısa (WHOQOL-Bref) olmak üzere 2 sürümü mevcuttur. WHOQOL-100, 6 alan ve her bir alanda farklı sayılarda olmak üzere biri genel bölüm olmak üzere 25 bölümden oluşur. Her bolumde 4 soru vardır. Sorular 5'li Likert tipi ordinal yanıt ölçeğine sahiptir. Her bölüm ve alan maksimum 20 puan veya 100 puan üzerinden puan alır. Yüksek puan daha iyi yaşam kalitesini ifade eder. WHOQOL-Bref, 100 sorulu ölçekteki genel bölümden iki, geri kalan 24 bölümden birer soru alınarak oluşturulmuş 26 soruluk bir ölçektir. WHOQOL-Bref, 4 Alandan oluşur, ayrı ayrı bölümleri yoktur. Her bir bölüm ve alan maksimum 20 puan veya 100 puan üzerinden puan alır. Türk toplumu için uyarlaması yapılmıştır (95).

Çocuklarda 2-18 yaşlar arasında en sık kullanılan jenerik ölçek,"Çocuklar İçin Yaşam Kalite Ölçeği – Pediatric Quality of Life Inventory (PedsQL)"dur (87,88). MD'li erişkin hastalarda ise en sık kullanılan jenerik ölçek Kısa Form 36 (KF-36), en sık kullanılan hastalığa özgü ölçek "Individualized Neuromuscular Quality of Life questionnaire (INQoL)" dir (87,96).

Çok küçük çocukların yaşam kaliteleri anne, baba ya da bakıcıların ifadelerinden elde edilir, ancak bu durum, çocukların hastalık algılarını tam olarak yansıtmayabilir. PedsQL, SOLE ve Child Health Questionnaire ölçeklerinin çocuk ve ebeveyn versiyonları mevcuttur (88,96)

Nöromusküler hastalığı olan bireylerde, yaşam kalitesinin tüm alanlarını değerlendirebilecek bir ölçeğin olmadığı bildirilmiştir. Örneğin bazı ölçeklerde miyotoni ve zayıflık gibi klinik belirtilerin ihmal edildiği görülür. Yine bazı jenerik ölçeklerdeki uzun mesafe yürüme ve merdiven kullanma yeterliliği gibi maddelerin, hastanın tekerlekli iskemleye bağımlı olması nedeniyle gereksiz olduğu saptanır

(87,88,96). Hastalığa özgü ölçekler, hastalıkla ilişkili durumları ve tedavileri içermesi nedeniyle tercih edilir. Ölçek seçiminin ilgili hasta populasyonuna yönelik yapılması, hastanın yaşam kalitesinin değerlendirilmesinde önem taşır (96).

KAYNAKLAR

1. Joyce NC, McDonald CM. Neuromuscular Disease Management and Rehabilitation, Part I: Diagnostic and Therapy Issues, an Issue of Physical Medicine and Rehabilitation Clinics. 24(3): Elsevier Health Sciences 2012 (ISBN: 1455753335, 9781455753338)
2. Nöromusküler hastalıklarda tanı ve tedavi rehberi. http://ttp://www.noroloji.org.tr/menu/36/norolojik-hastaliklar
3. Joyce NC, McDonald CM. Neuromuscular Disease Management and Rehabilitation, Part I: Diagnostic and Therapy Issues, an Issue of Physical Medicine and Rehabilitation Clinics. 23(3): Elsevier Health Sciences 2012 (ISBN: 145574784X, 9781455747849)
4. Bushby K, Finkel R, Birnkrant DJ, Case LE, Clemens PR, Cripe L,et al. Diagnosis and management of Duchenne muscular dystrophy, part 1: diagnosis, and pharmacological and psychosocial management. Lancet Neurol 9(1):77-93, 2010.
5. Rocha CT, Hoffman EP. Limb–girdle and congenital muscular dystrophies: current diagnostics, management, and emerging technologies. Curr Neurol Neurosci Rep 10(4); 267-276, 2010
6. Yen-Mou Lu and Yi-Jing Lue (2012). Strength and Functional Measurement for Patients with Muscular Dystrophy, Muscular Dystrophy, Dr. Madhuri Hegde (Ed.), ISBN: 978-953-51-0603-6, InTech, DOI: 10.5772/31970. Available from: http://www.intechopen.com/books/muscular-dystrophy/strength-decrease-pattern-and-functional-measurement-for-patients-with-muscular-dystrophy
7. Lamperti C, Fabbri G, Vercelli L, D'Amico R, Frusciante R, Bonifazi E, et al. A standardized clinical evaluation of patients affected by facioscapulohumeral muscular dystrophy: The FSHD clinical score. Muscle & Nerve 42(2):213-217, 2010
8. Sacconi S, Salviati L, Desnuelle C. Facioscapulohumeral muscular dystrophy. Biochimica et Biophysica Acta 1852:607–614, 2015
9. Darras BT, Chad DA. Myotonic dystrophy: Prognosis and management. http://www.uptodate.com/contents/myotonic-dystrophy-prognosis-and-management
10. Abu-Baker A, Rouleau GA. Oculopharyngeal muscular dystrophy: Recent advances in the understanding of the molecular pathogenic mechanisms and treatment strategies. Biochimica et Biophysica Acta 1772:173–185, 2007

11. McDonald CM, Fowler WM. The role of the neuromuscular medicine and physiatry specialists in the multidisciplinary management of neuromuscular disease. Phys Med Rehabil Clin N Am 23(3): 475-493, 2012
12. Annotation. Choosing the right clinical outcome measure: From the patient to the statistician and back. Neuromuscul Disord 21: 16–19, 2011
13. Wang Y, Bello L, McDonald CM, Hoffman EP, Yu G. "Predicting age at loss of ambulation in Duchenne muscular dystrophy with deep phenotypic measures." Signal and Information Processing (GlobalSIP), 2014 IEEE Global Conference on. IEEE, 2014
14. Bushby K, Finkel R, Birnkrant DJ, Case LE, Clemens PR, Cripe L,et al. Diagnosis and management of Duchenne muscular dystrophy, part 2: implementation of multidisciplinary care. Lancet Neurol 9(2):177-89, 2010
15. Mayhew JE, Florence JM, Mayhew TP, Henricson EK, Leshner RT, McCarter RJ, et al. Reliable surrogate outcome measures in multicenter clinical trials of duchenne muscular dystrophy. Muscle & Nerve 35:36–42, 2007
16. Bushby K, Connor E. Clinical outcome measures for trials in Duchenne muscular dystrophy: report from International Working Group meetings. Clin Investig (Lond) 1(9): 1217–1235, 2011
17. Seferian AM, Moraux A, Annoussamy M, Canal A,Decostre V, Diebate O, et al. Upper limb strength and function changes during a one-year follow-up in non-ambulant patients with Duchenne muscular dystrophy: an observational multicenter trial. PLoS ONE 10(2): e0113999, 2015
18. Pane M, Mazzone ES, Sormani MP, Messina S, Vita GL, Fanelli L, et al. 6 Minute walk test in Duchenne MD patients with different mutations: 12 month changes. PLoS 9(1);e83400, 2014
19. Mazzone ES, Pane M, Sormani MP, Scalise R, Berardinelli A, Messina S, et al. 24 month longitudinal data in ambulant boys with Duchenne muscular dystrophy. PLoS One 8(1):e52512, 2013
20. Mazzone ES, Sivo S, Sormani MP, Messina S, D'Amico A, Carlesi A, et al.. Long term natural history data in ambulant boys with Duchenne muscular dystrophy: 36-month changes. Plos One 9 (10): e108205, 2014
21. McDonald CM, Duong T, Henricson E, Abresch T, Hu F, Cnaan A. CINRG Duchenne natural history study: relationship of longitudinal measures of ambulatory timed function tests and loss of clinical milestones. Neuromuscul Disord 23 (9-10):752, 2013

22. Mazzone EG, Vasco G, Sormani MP, Torrente Y, Berardinelli A, Messina S, et al. Functional changes in Duchenne muscular dystrophy: a 12-month longitudinal cohort study. Neurology 77:250–256, 2011
23. McDonald CM, Henricson EK, Abresch T, Han JJ, Escolar DM, Florence JM, et al. The cooperative international neuromuscular research group duchenne natural history study—A longitudinal investigation in the era of glucocorticoid therapy: design of protocol and the methods used. Muscle & Nerve 48(1): 32–54, 2013
24. Jensen MP, Abresch RT, Carter GT, McDonald CM. Chronic pain in persons with neuromuscular disease. Arch Phys Med Rehabil 86: 1155–1163, 2005
25. West NA, Yang ML, Weitzenkamp DA, Andrews J, Meaney J, Oleszek J, et al. Patterns of growth in ambulatory males with duchenne muscular dystrophy. Pediatr 163:1759-63, 2013
26. Henricson EK, Abresch RT, Cnaan A, Hu F, Duong T, Arrieta A, et al. The cooperative international neuromuscular research group duchenne natural history study: glucocorticoid treatment preserves clinically meaningful functional milestones and reduces rate of disease progression as measured by manual muscle testing and other commonly used clinical trial outcome measures. Muscle & Nerve 48(1): 55–67, 2013
27. McDonald CM, Henricson EK, Abresch RT, Florence JM, Eagle M, Gappmaier E, et al. The 6-minute walk test and other endpoints in Duchenne muscular dystrophy: Longitudinal natural history observations over 48 weeks from amulticenter study. Muscle & Nerve 48: 343–356, 2013
28. Escolar DM, Henricson EK, Mayhew J, Florence J, Leshner R, Patel KM, et al. Clinical evaluator reliability for quantitative and manual muscle testing measures of strength in children. Muscle & Nerve 24: 787–793, 2001
29. Robison JD, Baty J, Miller JP, Florence JJM, Pandya S, King WM, et al. Intrarater reliability of manual muscle test (Medical Research Council Scale) Grades in duchenne's muscular dystrophy. Phys Ther 72:115-122, 1992
30. Bohannon R. Measuring muscle strength in neurological disorders. Fizyoterapi Rehabilitasyon 16(3):120-133, 2005
31. Lerario A, Bonfiglio S, Sormani MP, Tettamanti A, Marktel S, Napolitano S. Quantitative muscle strength assessment in duchenne muscular dystrophy: longitudinal study and correlation with functional measures. BMC Neurology 12:91, 2012
32. Adriana N. Santos AN, Pavão SI, Avila MA, Salvini TF, Rocha NACF. Reliability of isokinetic evaluation in passive mode for knee flexors and extensors in healthy children. Braz J Phys Ther 17(2):112-120, 2013

33. Stuberg WA, Metcalf WK. Children and in children with duchenne muscular reliability of quantitative muscle testing in healthy dystrophy using a hand-held dynamometer. Phys Ther 68:977-982, 1988.

34. McDonald CM, Henricson EK, Abresch RT, Florence J, Eagle M, Gappmaier E, et al. The 6-minute walk test and other clinical endpoints in duchenne muscular dystrophy: Reliability, concurrent validity, and minimal clinically important differences from a multicenter study. Muscle & Nerve 48: 343–356, 2013

35. Duboc D, Meune C, Lerebours G, Devaux JY, Vaksmann G, Becane HM. Effect of perindopril on the onset and progression of left ventricular dysfunction in Duchenne muscular dystrophy. J Am Coll Cardiol 45:855–857, 2005

36. Pandya S, Florence JM, King WM, Robison JD, Oxman M, Province MA. Reliability of goniometric measurements in patients with Duchenne muscular dystrophy. Phys Ther 65:1339–1342, 1985

37. Henricson E, Abresch R, Han JJ, Nicorici A, Goude Keller E, Elfring G, et al. Percent-predicted 6-minute walk distance in Duchenne muscular dystrophy to account for maturational influences. PLoS Currents 4, 2012

38. McDonald CM, Henricson EK, Han JJ, Abresch RT, Nicorici A, Elfring GL, et al. The 6-minute walk test as a new outcome measure in Duchenne muscular dystrophy. Muscle & Nerve 41:500–510, 2010

39. McDonald CM, Henricson EK, Han JJ, Abresch RT, Nicorici A, Atkinson L, et al. The 6-minute walk test in Duchenne/Becker muscular dystrophy: longitudinal observations. Muscle & Nerve 42:966–974, 2010

40. Lynn S, Aartsma-Rus A, Bushby K, Furlong P, Goemans N, De Luca A, et al. Measuring clinical effectiveness of medicinal products for the treatment of Duchenne Muscular Dystrophy. Neuromuscul Disord 25(1): 96-105, 2015

41. Crabtree NJ, Arabi A, Bachrach LK, Fewtrell M, El-Haji Fuleihan G, Keckemethy HH, et al. Dual energy x-ray absorptiometry interpretation and reporting in children and adolescents: the revised 2013 ISCD Pediatric Official Positions. J Clin Densitom 17(2):225-42, 2014

42. Yen-Mou Lu, Yi-Jing Lue. Strength and Functional Measurement for Patients with Muscular Dystrophy, Muscular Dystrophy, Dr. Madhuri Hegde (Ed.), ISBN: 978-953-51-0603-6, InTech, Available from:http://www.intechopen.com/books/muscular-dystrophy/strength-decrease-pattern-and-functionalmeasurement-for-patients-with-muscular-dystrophy, 2012

43. Mayhew AG, Cano SJ, Scott E, Eagle M, Bushby K, Manzur A, et al. Detecting meaningful change using the North Star Ambulatory Assessment in Duchenne muscular dystrophy. Dev Med Child Neurol 55 (11):1046–1052, 2013
44. Mayhew A, Cano S, Scott E, Eagle M, Bushby K, Muntoni F. Moving towards meaningful measurement: Rasch analysis of the North Star Ambulatory Assessment in Duchenne muscular dystrophy. Dev Med Child Neurol 53:535–542, 2011
45. Mazzone ES, Messina S, Vasco G, Main M, Eagle M, D'Amico A, et al. Reliability of the North Star Ambulatory Assessment in a multicentric setting. Neuromuscul Disord 19: 458–461, 2009
46. 46 72.Mazzone ES, Martinelli D, Berardinelli A, Messina S, D'Amico A, et al. North Star Ambulatory Assessment, 6-minute walk test and timed items in ambulant boys with Duchenne muscular dystrophy. Neuromuscul Disord 20:712–716, 2010
47. Scott E, Eagle M, Mayhew A, Freeman J, Main M, Sheehan J, et al. The North Star clinical network for paediatric neuromuscular disease. development of a functional assessment scale for ambulatory boys with Duchenne Muscular Dystrophy. Physiother Res Int 17:101–109, 2012
48. De Sanctis R, Pane M, Sivo S, Ricotti V, Baranello G, Frosini S, et al. Suitability of North Star Ambulatory Assessment in young boys with Duchenne muscular dystrophy. Neuromuscul Disord 25; 14–18, 2015
49. http://www.musculardystrophyuk.org/assets/0000/6388/NorthStar.pdf
50. von Wielligh J.The use of the Revised Griffiths Development Scales in a group of 9 month-old South African babies. North-West University Thesis (PhD (Psychology)), 2012, pp.506
51. Alemdaroğlu İ, Karaduman A, İyigün-Yatar G, Tunca-Yılmaz Ö, Topaloğlu H. Turkish version of the Egen Klassifikation scale version 2: validity and reliability in the Turkish population. The Turkish J Pediatr 56: 643-650,2014
52. Berard C, Payan C, Hodgkinson I, Fermanian J. MFM collaborative study group. A motor function measure scale for neuromuscular diseases. Construction and validation study. Neuromuscul Disord 15(7):463–470,2005
53. Vuillerot C, Girardot F, Payan C, Fermanian J, Iwaz J, De Lattre C, et al. Monitoring changes and predicting loss of ambulation in Duchenne muscular dystrophy with the Motor Function Measure. Dev Med Child Neurol 52(1):60–65, 2010
54. De Lattre C, Payan C, Vuillerot C, Rippert P, de Castro D, Be´rard C, et al. Motor Function Measure: Validation of a short form for young children with neuromuscular diseases. Arch Phys Med & Rehabil 94:2218-26, 2013

55. Lue YJ, Su CY, Yang RC, Su WL, Lu YM, Lin RF, et al. Development and validation of a muscular dystrophy-specific functional rating scale. Clin Rehabil 20: 804-817, 2006
56. Fernandes LAY, Caromano FA, Hukuda ME, Escorcio R, Carvalho EV. Elaboration and reliability of functional evaluation on going up and downstairs scale for Duchenne Muscular Dystrophy. Rev Bras Fisioter, São Carlos 14(6):518-526, 2010
57. Mazzone ES, Vasco G, Palermo C, Bianco F, Galluccio C, Ricotti V, et al. A critical review of functional assessment tools for upper limbs in Duchenne muscular dystrophy. Dev Med Child Neurol 54: 879–885, 2012
58. Mercuri E, McDonald C, Mayhew A, Florence J, Mazzone E, Bianco F, et al. International workshop on assessment of upper limb function in Duchenne Muscular Dystrophy. Neuromuscul Disord 22: 1025–1028, 2012
59. Mayhew A, Mazzone ES, Eagle M, Duong T, Ash M, Decostre V, et al. Development of the performance of the upper limb module for Duchenne Muscular Dystrophy. Dev Med Child Neurol 55(11): 1038-1045, 2013
60. Pane M, Mazzone ES, Fanelli L, De Sanctis R, Bianco F, Sivo S, et al. Reliability of the Performance of Upper Limb assessment in Duchenne muscular dystrophy. Neuromuscul Disord 24:201-206, 2014
61. Kurillo G, Han JJ, Abresch RT, Nicorici A, Yan P, Bajcsy R. Development and application of stereo camera-based upper extremity workspace evaluation in patients with neuromuscular diseases. PLoS One 7(9): e45341, 2012
62. Lowes LP, Alfano LN, Yetter BA, Worthen-Chaudhari L, Hinchman W, Savage J, et al. Proof of concept of the ability of the kinect to quantify upper extremity function in dystrophinopathy. PLoS Curr 5: 2013
63. Servais L, Deconinck N, Moraux A, Benali M, Canal A, Van Parys F, et al. Innovative methods to assess upper limb strength and function in non-ambulant Duchenne patients. Neuromuscul Disord 23(2): 139–148, 2013
64. Laure Vandervelde L, Van den Bergh PYK, Penta M, Thonnard JL. Validation of the ABILHAND questionnaire to measure manual ability in children and adults with neuromuscular disorders. J Neurol Neurosurg Psychiatry 81:506-512, 2010
65. Rehab-Scales.org. http://www.rehab-scales.org/abilhand.html
66. Vandervelde L, Van den Bergh PYK, Goemans N, Thonnard JL. ACTIVLIM: a Rasch-built measure of activity limitations in children and adults with neuromuscular disorders. Neuromuscul Disord 17:459–69, 2007

67. Buckner JL, Bowden SA, Mahan JD. Optimizing Bone Health in Duchenne Muscular Dystrophy. Int J Endocrinol 2015
68. Biggar WD, Bachrach LK, Henderson RC, Kalkwarf H, Plotkin H, Wonga BL. Bone health in duchenne muscular dystrophy: A workshop report from the meeting in Cincinnati, Ohio, July 8, 2004. Neuromuscul Disord 15:80–85, 2005
69. Morgenroth VH, Hache LP, Clemens PR. Insights into bone health in Duchenne muscular dystrophy. BoneKEy Reports 1: 2012.
70. Skalsky AJ, Han JJ, Abresch RT, Mcdonald CM. Regional and whole-body dual-energy X-ray absorptiometry to guide treatment and monitör disease progression in neuromuscular disease. Phys Med Rehabil Clin N Am 23(1): 67–73, 2012
71. Bianchi ML, Morandi L, Andreucci E, Vai S, Frasunkiewicz J, Cottafava R. Low bone density and bone metabolism alterations in Duchenne muscular dystrophy: response to calcium and vitamin D treatment. Osteoporos Int 22(2):529–539, 2011
72. Söderpalm AC, Magnusson P, Ăhlander AC, Karlsson J, Kroksmark AK, Tulinius M, et al. Low bone mineral density and decreased bone turnoverin Duchenne muscular dystrophy. Neuromuscul Disord 17(11): 919–928, 2007
73. Katz SL, McKim D, Hoey L, Barrowman N, Kherani T, Kovesi T, MacLusky I, et al. Respiratory management strategies for Duchenne muscular dystrophy: practice variation amongst Canadian sub-specialists. Ped Pulmonol 48(1):59-66, 2013
74. Hull J, Aniapravan R, Chan E, Chatwin M, Forton J, Gallagher J, Gibson N, et al. British Thoracic Society guideline for respiratory management of children with neuromuscular weakness. Thorax 67(Suppl 1): i1-i40, 2012
75. Abresch RT, McDonald CM, Henricson EK, Gustavo N, Hu F, Duong T, et al. Pulmonary function characteristics of boys with Duchenne muscular dystrophy: Data from the CINRG longitudinal study Project. Neuromuscul Disord 23: 738–852, 2013
76. Brunherotti MA, Sobreira C, Rodrigues-Junior AL, de Assis MR, Terra Filho J, Baddini Martinez JA. Correlations of Egen Klassifikation and Barthel Index scores with pulmonary function parameters in Duchenne muscular dystrophy. Heart Lung 36(2):132–9, 2007
77. Spurney C, Shimizu R, Morgenroth LP, Kolski H, Gordish-Dressman H, Clemens PR. Cooperative International Neuromuscular Research Group Duchenne Natural History Study demonstrates insufficient diagnosis and treatment of cardiomyopathy in Duchenne muscular dystrophy. Muscle & Nerve 50(2): 250–256, 2014
78. Anderson J, Seol H, Hathout Y, Spurney C. Elevated ST 2 Serum levels a biomarker for cardiomyopathy in Duchenne muscular dystrophy. J Am Coll Cardiol 65(10-S), 2015.

79. Hoffman EP, Connor EM. Orphan drug development in muscular dystrophy: update on two large clinical trials of dystrophin rescue therapies. Discov Med 16:233-239, 2013
80. Finanger EL, Russman B, Forbes SC, Rooney WD, Walter GA, Vandenborne K. Use of skeletal muscle MRI in diagnosis and monitoring disease progression in Duchenne muscular dystrophy. Phys Med Rehabil Clin N Am 23:1-10, 2012
81. Fischmann A, Hafner P, Gloor M, Schmid M, Klein A, Pohlman U, et al. Quantitative MRI and loss of free ambulation in Duchenne muscular dystrophy. J Neurol 260(4): 969-974, 2013
82. Shklyar I, Pasternak A,Kapur K, Darras BT. Rutkove SB. Composite biomarkers for assessing Duchenne muscular dystrophy: An initial assessment. Ped Neurol 52(2):202-205, 2015
83. Hamanaka-Kondoh S, Kondoh J, Tamine KI, Kazuhiro H, Fujiwara S, Maeda Y, et al. Tongue pressure during swallowing is decreased in patients with Duchenne muscular dystrophy. Neuromuscul Disord 24(6):474-481, 2014
84. Crary MA, Mann GD, Groher ME. Initial psychometric assessment of a functional oral intake scale for dysphagia in stroke patients. Arch Phys Med Rehabil 86(8).1516–20, 2005
85. Poysky J. Behavior patterns in Duchenne muscular dystrophy: Report on the Parent Project Muscular Dystrophy behavior workshop 8–9 of December 2006, Philadelphia, USA. Neuromuscul Disord 17: 986–994, 2007
86. Küçükdeveci AA. Rehabilitasyonda yaşam kalitesi. Türk Fiz Tıp Rehab Derg 51(Özel Ek B):B23-B29, 2005
87. Bann CM, Abresch RT, Biesecker B, Conway KC, Heatwole C, Peay H, et al. Measuring quality of life in muscular dystrophy. Neurology 84(10):1034–1042, 2015
88. Wei Y, Speechley K, Campbell C. Health-related quality of life in children with Duchenne muscular dystrophy:A review. Journal of Neuromuscular Diseases 2:313–324, 2015
89. Varni JW, Bruwinkle TM, Seid M, Skarr D. The PedsQLTM 4.0 as a pediatric population health measure: feasibility, reliability and validity. Ambul Pediatr 3(6):329-41, 2003
90. Varni JW, Seid M, Kurtin PS. The PedsQLTM 4.0: Reliability and validity of the Pediatric Quality of Life Inventory TM version 4.0 generic core scales in healthy and patient populations. Med Care 39(8):800-812, 2001
91. Memik NÇ, Ağaoğlu B, Coşkun A, Karakaya I. The validity and reliability of pediatric quality of life inventory in 8- 12 year old Turkish children. Turk J Child Adolesc Ment Health 15 (2):87-98, 2008

92. Memik NÇ, Ağaoğlu B, Coşkun A, Üneri ÖŞ, Karakaya I. Çocuklar için yaşam kalitesi ölçeğinin 13-18 yaş ergen formunun geçerlik ve güvenilirliği. Türk Psikiyatri Dergisi 18(4):353-363, 2007
93. Vincent KA, Carr AJ, Walburn J, Scott DL, Rose MR. Construction and validation of a quality of life questionnaire for neuromuscular disease (INQoL). Neurology 68:1051–1057, 2007
94. Koçyiğit H, Aydemir Ö, Fişek G, Ölmez N, Memiş A. Kısa Form–36 (KF-36)'nın Türkçe versiyonunun güvenilirliği ve geçerliliği. Romatizmal hastalığı olan bir grup hasta ile çalışma. İlaç ve Tedavi Dergisi 12(2):102-106, 1999
95. Eser Y.S, Fidaner H, Fidaner C, Elbi H, Eser E, Göker E.Yaşam Kalitesinin ölçülmesi, WHOQOL-100 ve WHOQOL-Bref. Psikiyatri Psikoloji Psikofarmakoloji Dergisi 7(ek2): 5-13, 1999
96. Burns T, Graham CD, Rose MR, Simmons Z. Quality of life and measures of quality of life in patients wıth neuromuscular disorders. Muscle Nerve 46: 9-25, 2012

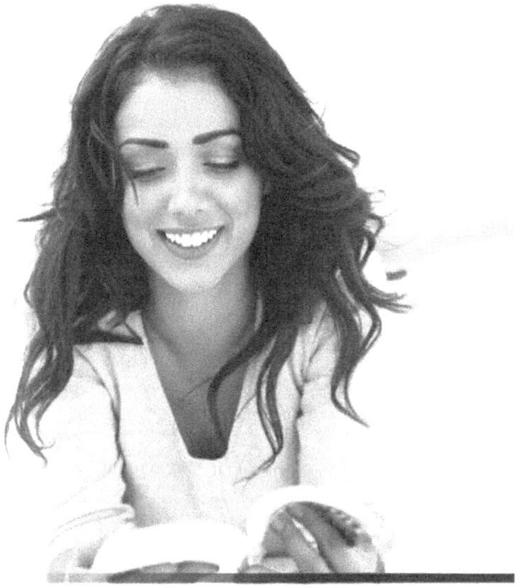

FSC
www.fsc.org
MIX
Papier | Fördert gute Waldnutzung
FSC® C083411

Kolibri 360 GmbH
Ferdinand-Jühlke-Straße 7
99095 Erfurt, Deutschland
produktsicherheit@kolibri360.de

Druck:
CPI Druckdienstleistungen GmbH
im Auftrag der
Kolibri 360 GmbH
Ferdinand-Jühlke-Str. 7
99095 Erfurt